黄煌经方助记手册

王晓军 黄煌 ◎ 编著

中国中医药出版社
·北京·

图书在版编目（CIP）数据

黄煌经方助记手册 / 王晓军，黄煌编著 . —北京：中国中医药出版社，2019.3（2024.11 重印）

ISBN 978 – 7 – 5132 – 5469 – 4

Ⅰ.①黄…　Ⅱ.①王…　②黄…　Ⅲ.①经方—临床应用—手册　Ⅳ.① R289.2–62

中国版本图书馆 CIP 数据核字（2019）第 021510 号

中国中医药出版社出版

北京经济技术开发区科创十三街 31 号院二区 8 号楼
邮政编码　100176
传真　010–64405721
河北品睿印刷有限公司印刷
各地新华书店经销

开本 787×1092　1/32　印张 6.75　字数 121 千字
2019 年 3 月第 1 版　2024 年11月第 8 次印刷
书号　ISBN 978 – 7 – 5132 – 5469 – 4

定价　49.00 元
网址　www.cptcm.com

服 务 热 线　010–64405510
购 书 热 线　010–89535836
维 权 打 假　010–64405753

微信服务号　**zgzyycbs**
微商城网址　**https://kdt.im/LIdUGr**
官方微博　**http://e.weibo.com/cptcm**
天猫旗舰店网址　**https://zgzyycbs.tmall.com**

如有印装质量问题请与本社出版部联系（010–64405510）

序　言

　　《中医十大类方》是本人推广经方的第一部著作，出版发行于 1995 年，其后多次再版重印，并译成英、日、韩等多国文字在海外发行，许多初学者均从此书开始关注经方，开始应用"方－病－人"的思维模式看病。这是让我产生成就感的一本书。1998 年，人民卫生出版社出版了我的另一本经方研究专著《张仲景 50 味药证》。药证是方证的基础，也是方证研究的继续，可以说这本书是《中医十大类方》的姐妹书。很快，《张仲景 50 味药证》出现了日译本、韩译本与英译本；后来，又连续修订三次。现在看来，虽然两本书中的内容还需充实完善，但作为初学者了解本人经方应用思路和经验的入门书，还是可以推荐的。

　　王晓军医师是一位勤奋好学的年轻中医。他出生在张仲景的故乡河南南阳，自幼学习中医，后来参加了系统学习，一直在基层从事中医临床工作。前些年，他在阅读《中医十大类方》《张仲景50味药证》时，为了加深记忆，自编歌诀，将书中的内容进行压缩，并配以押韵的文字，使得每个方证、药证变得朗朗上口，易入心，好上手。部分歌诀最初是发表在"黄煌经方沙龙"网站上的，歌诀一出现，即受到网友的一致好评。这次，在中国中医药出版社张钢钢编辑的指导下，王晓军医师又对歌诀做了进一步的加工润色，并加上了提要等内容，使得读者可以更准确清晰地了解两本书的主要内容，更有助于记忆和应用，我很满意。

经方，是中医经典配方的略称，更是中医临床的规矩和标准。这些年来，经方的重要性逐渐为广大的临床医生所重视，经方的学习和应用也日益成为当今中医界的一个热潮。我相信《黄煌经方助记手册》的出版，一定能为这个经方热潮再注入一股热流。

南京中医药大学国际经方学院

黄　煌

2019年1月12日

前　言

真正热爱中医的人，大多是爱读书的人。虽生有涯而学无涯，然人一生之精力毕竟有限，在浩瀚的中医学知识宝库里，如何才能找到一把打开仲景之门的钥匙？这是我从医近30年一直在思考的问题。我走过许多弯路，所幸最终通过对黄煌恩师"方－病－人"经方医学思维的学习，找到了这把钥匙。

3年前，当我第一次读到黄煌恩师的《张仲景50味药证》和《中医十大类方》的时候，我眼前一亮，进而反复阅读，爱不释手。觉得黄煌恩师的这两本著作，完全解开了我之前读仲景以及后世中医书籍的诸多疑惑。一开始我用最笨的方法手抄和背诵，后来为了方便记忆，我把这些内容编辑成歌诀的形式，并发表于"黄煌经方沙龙"论坛，以回报黄煌恩师的教导。无心插柳之举，竟引起极好的反响。这要感恩于我们的经方点火者——黄煌恩师以及众多热爱中医经方的中医人。

　　我们中华民族自古多灾多难，然而以中医为代表的中华文明一直延续千年，绵延不息，这离不开中医药的保驾护航。疗效是中医存在的价值，经方又是中医学术中最璀璨的明珠。中医需要传承，传承要从我们自身做起，由每一位经方热爱者发起和传递。希望这本小册子，能帮助到这些立志于传承和发扬中医经方的同道们。

　　最后，要真诚感谢恩师黄煌教授多年来对我的垂教和指引，还要感谢我的两名学生（一个是深圳的王欣荣，另一个是福建厦门的陈伟）以及王晓彬医师，感谢他们在各自较为繁忙的工作之余，为这本小册子的编辑整理付出了不少的时间和精力。

王晓军

2018 年 12 月 25 日

目　录

十大类方方证歌诀

HUANGHUANG JINGFANG
ZHUJI SHOUCE

1

桂枝类方

01 · 桂枝体质

【歌诀】

形瘦肤白纹理细，

肌肉较硬肌表湿，

腹部扁平腹肌紧，

唇淡红暗目有神，

舌体柔，色暗淡，

舌面润，苔薄白，

各种汗证接踵来。

敏感寒冷及疼痛，

易感伤风心悸动，

易肌挛，易便秘，

睡眠浅，或多梦，

桂枝类方投多中。

【提要】

①典型形象：文弱书生、林黛玉。

②四诊特征：体型偏瘦，皮肤较白，纹理较细，少油光，肌表湿润；腹壁薄而无力，腹部多扁平，腹肌比较紧张；目有神采；唇淡红或暗，舌体柔软淡红或暗淡，舌面

润，苔薄白；脉象常浮大，轻按即得，按之软弱，脉多缓或迟。

③常见症状：易出冷汗，汗后疲乏无力；心腹部悸动感，容易头昏晕厥；易腹痛；易失眠多梦；易胸闷气促；易身体疼痛，对寒冷及疼痛敏感。

④主要体征：桂枝舌。舌质淡红或暗淡，特别是生病时的舌象，大多表现为暗淡、暗红，甚或紫暗，但质地柔嫩而润泽。

02·桂枝证

【歌诀】

发热感，身热感，

甚或自汗易出汗，

恶风关节痛，

敏感冷和寒；

腹部上冲搏动悸，

易惊烘热加失眠。

【提要】

①发热或自觉热感，容易出汗，甚或自汗，恶风，对寒冷感觉敏感，关节痛。桂枝证的发热大多是低热，或仅有自觉的热感，同时伴有出汗、恶风、怕冷。诊察时常见患者的腹部皮肤及手心比较湿润。

②自觉腹部有上冲感或搏动感，心动悸，易惊，烘热，失眠。腹部的上冲感或搏动感，中医称为"气上冲""奔豚""脐上筑"。正常时，腹主动脉的搏动是不易感知的，只是在体质虚弱的状态下，才能有搏动感或上冲感；同样，易惊、失眠、烘热面红、心动悸等均是这种反应。

03 · 桂枝汤方证

【歌诀】

发热自汗加恶风，
肌挛拘急悸上冲，
脉浮虚缓大无力，
舌苔薄白质淡红。

【提要】

①自汗，恶风，发热或自觉热感。这三种症状若单独出现时，不能断为桂枝汤证；但若三者同时出现，则对诊断该证意义极大。

②上冲感，动悸，肌肉痉挛拘急。上冲感包括昏晕、烘热、面红、失眠多梦、胸腹有气上冲感、脐腹部的搏动感等症状；肌肉痉挛拘急包括胃肠痉挛性的疼痛、腹直肌拘急、四肢肌肉拘急疼痛等症状。

③脉浮，或弱、或缓、或数、或大而无力。桂枝汤证的脉象不仅浮，而且常并见缓象，即和缓不数；或并见虚象，按之少力或无力，有时也可见虚数。

④舌质淡红或暗淡，苔薄白。

04 · 桂枝加附子汤方证

【歌诀】

皮肤湿冷汗，脉弱浮大见，关节疼痛四肢挛；

体痛手足冷，腹痛与寒疝，脉象沉迟舌质淡。

【提要】

①桂枝汤证见冷汗、皮肤湿冷、过汗、脉弱浮大、舌质淡诸症者。

②桂枝汤证伴见关节疼痛较剧、四肢拘挛者。

③寒疝腹痛、体痛、手足冷等见脉沉迟、舌质淡者。

05 · 小建中汤方证

【歌诀】

虚弱型，慢腹痛，烦热起，心悸动；

腹肌紧张腹扁平，苔少舌质嫩。

【提要】

①慢性腹痛伴动悸、烦热。

②虚弱、腹部扁平而肌紧张。以上腹证多见于桂枝体质的患者。一般来看，肥满者、大腹便便者的腹痛，极少见有小建中汤证的。

③舌质嫩、苔少。舌质嫩，是指舌质柔软而有光泽，若舌质坚老而苔厚者，多表示体质充实，内有实热或瘀血，小建中汤便不适宜了。

06 · 桂枝加大黄汤方证

【歌诀】

桂枝证，兼便秘，

持续腹痛拒按，看其舌苔厚干。

【提要】

①桂枝证：发热或自觉热感，恶风、自汗。

②便秘，持续性腹痛拒按。

③舌苔厚干。

桂枝加大黄汤主要是用于桂枝汤证复见便秘、腹痛者。本方还可用于"桂枝体质"的习惯性便秘、腹部手术后的排便不畅、伴有里急后重腹痛的痢疾等，对"桂枝体质"患者的胃痛、咳喘、发热、头痛等病症见便秘燥结、腹痛、舌苔厚干者，均可使用。

07 · 桂枝加龙骨牡蛎汤方证

【歌诀】

胸腹动悸易惊悚，

自汗盗汗失眠梦，

脉必浮大而无力，

舌苔少而质嫩红。

【提要】

①胸腹动悸、易惊、失眠多梦。

②自汗、盗汗，或遗精。

③脉浮大而无力。若沉细、沉实或大而有力，均不是本方脉象，应当注意。

④舌质嫩红、苔少，这表示正气虚而内无邪。舌质暗红坚老者，为里有郁热；舌质淡白胖大，为里有寒湿水饮；舌苔黄腻、焦干、厚腻分别代表里有痰热、积热、湿浊等，都妨碍本方作用的发挥，故慎用。

08 · 当归四逆汤方证

【歌诀】

手足厥寒麻木，

冷痛青紫脉细，

头腹腰腿脚痛，

舌淡苔白可用。

【提要】

①手足厥寒、麻木、冷痛，甚至青紫。手足冷，以指尖为甚，虽夏天亦阴冷异常，四肢逆冷，故方名"四逆"。

②脉细。为血管收缩的缘故，并非心脏功能衰弱，故全身情况比较好。

③腹痛、头痛，或腰痛、腿痛、脚痛。疼痛是必见症状，大多遇冷更剧。女性可见月经期间症状加重。

④舌淡苔白。舌淡苔白表示寒证的存在，是临床的重要鉴别点。

09·温经汤方证

【歌诀】

月经不调血暗淡，

手足心热又恶风，

自汗午后发热感，

或有恶心与头痛，

腹壁无力急胀痛，

口唇干燥舌暗淡。

【提要】

①月经不调、血色暗淡。月经不调所指的病证有月经先后无定，或逾期不止，漏下不断，或一月两行，或二三月一行，更有闭经者。有月经者，关键是问血色、血质，温经汤证多见血色暗淡。若血色鲜红或紫红、质黏稠者，为内热甚，温经汤就不适宜了，可以考虑使用丹栀逍遥散或荆芥连翘汤。

②自觉手足心热而又恶风、自汗，午后有发热感，或有头痛、恶心。

③腹壁薄而无力，小腹部拘急、疼痛或腹胀感。

④消瘦、皮肤干枯发黄、口唇干燥、手掌干燥裂口、舌质暗淡。

本证自觉发热，手足心烦热，口唇干燥，似为热证，但恶风、自汗、舌质暗淡、小腹部拘急疼痛，显然是寒证，故临床应加以注意。温经汤对原发性闭经及继发性闭经、子宫发育不良、子宫萎缩以及更年期失眠、久泻、虚寒性痛经均有效。其人多消瘦枯黄，口唇干瘪而不红润，甚至干燥疼痛，毛发枯黄易脱落，特别是手掌脚掌干燥，摩擦后沙沙地响，容易裂口或有毛刺。

10·炙甘草汤方证

【方证】

三五不调脉无力，

倦怠消瘦面憔悴，

舌苔薄而或无苔，

头昏失眠多梦随，

虚烦便秘心动悸。

【提要】

①脉虚无力、三五不调。脉律不齐，是炙甘草汤的代表脉证，但脉虚无力是其特征。如果脉象滑大，多表示里有痰热，当用温胆汤类方；脉象郁涩不畅者，则表示里有瘀血，当用血府逐瘀汤加减。

②羸瘦、面色憔悴、贫血貌，皮肤干枯，舌苔薄或无苔。体型也是重要的鉴别点。炙甘草汤证多见于"桂枝体质"，形体消瘦且面容憔悴，常有贫血貌。如体型肥胖、面色暗赤或油腻者，多为痰热证或痰湿证，炙甘草汤不宜使用。

③精神萎靡，动悸，汗出而闷，气促，便秘。

11 · 苓桂术甘汤方证

【歌诀】

心下动悸或眩晕,

气上冲胸振水音,

腹部软弱胸胁满,

小便不利浮肿貌。

【提要】

①心下动悸,或气上冲胸,或眩晕。

②腹部软弱而胸胁部胀满,胃内有振水音。

③小便不利,有浮肿倾向。

除上述指征以外,尚可以见到患者恶寒、大便溏薄、口淡无味、常吐清唾、苔白滑等症。此外,本方证有发作无定时、时好时坏的临床特征,即发作时各种症状甚剧,来势颇猛,但去后则相安无事,而精神刺激、心身疲劳等常是引发本证的诱因。

12 · 内有瘀血特征

【歌诀】

痛处固定不移，

出血紫黑易凝，

烦躁不安或狂

舌紫面晦属瘀。

【提要】

①精神不安，烦躁，甚至发狂，瘀血证一般有精神症状。

②疼痛部位固定。

③出血易凝固，色紫黑。

④舌质紫暗，面色晦暗。

13 · 桂枝茯苓丸方证

【歌诀】

下腹包块按压痛，

头疼昏晕烦悸痛，

舌质多暗有紫点，

面色暗红或紫红。

【提要】

①下腹部特别是脐的左右腹部（少腹部）的压痛与包块，是瘀血的特征之一。有时虽然疼痛不明显或无明显的包块，但有明显的抵抗感及患者的不适感。在左少腹部稍重按压的话，患者可有疼痛感。

②往往有头昏头痛、烦躁易怒、思维迟钝、记忆力下降等症状。

③面色暗红或暗黄，唇色暗红，舌质暗或有紫点，以及目睛充血，这些表现对诊断本方证的意义较大。

14·枳实薤白桂枝汤方证

【歌诀】

胸背闷痛心下痞，

腹胀便秘燥难解，

舌面干腻舌苔厚，

舌质偏暗有瘀点。

【提要】

①胸背闷痛、心下痞满。

②腹胀、便秘或大便干燥难解。

③舌苔厚、舌面干腻、舌质暗或有瘀点。舌象是本方证的鉴别点。舌质偏暗，是比较典型的"桂枝舌"。若舌苔干焦且舌质红的话，那么使用大黄类方的小承气汤、大承气汤比本方更适合了；若舌面不干燥，而反润滑，舌质淡胖，那么其人必体型肥满，面色无华，大便稀溏，或先干后溏，虽有胸背痛、心下痞满，不能使用本方，当从干姜类方中选择，如人参汤（理中汤）加味为宜。

15·桂枝芍药知母汤方证

【歌诀】

剧烈关节肿痛，
有汗发热恶风，
面色暗黄或肿，
可见两脚浮肿。

【提要】

①剧烈的关节疼痛，伴关节肿大，多见于风湿性及类风湿性关节炎。

②恶风发热，有汗或汗少。

③面色暗黄或有浮肿，脚浮肿。

2

麻黄类方

01 · 麻黄体质

【歌诀】

肌肉发达或偏松，

皮肤黄黑或浮肿，

体壮无汗肤燥粗，

血压不高唇暗红；

舌淡苔白口不干，

鼻塞清涕易寒喘，

感觉迟钝头沉重，

汗出不畅易闭汗。

肌肉酸重身无力，

不可一味认作虚；

心下重压感腹胀，

或有浮肿要注意。

【提要】

①四诊特征：体格壮实，肌肉发达或肥胖，面色黄暗或有浮肿貌，皮肤较粗糙，干燥。腹肌有弹性，腹壁脂肪较厚，脉象有力，唇暗或紫红，舌体偏大，舌质淡红。这些是临床使用麻黄及麻黄剂的重要指征。简言之，黄胖或黑胖

者，多可使用麻黄及麻黄剂。若体型消瘦、肌肉坚紧、面红赤、身热多汗、舌质红，或血压高、心动过速者，麻黄及麻黄剂宜慎用或忌用。

②常见症状：易闭汗或汗出不畅，易受寒，易喘，易鼻塞流清涕，肌肉酸重感，全身困倦感，感觉不敏感，反应较迟钝，身体沉重感，有浮肿倾向。这些常见症状的问诊，对于确定具体方证极为重要。

02 · 麻黄证

【歌诀】

头痛寒热骨身痛，

无汗咳喘鼻不通；

浮肿并伴溲不利，

不是并见要慎重。

【提要】

①发热恶寒、头痛、骨节痛、身痛。

②无汗、咳喘、鼻塞，可以理解为一种闭塞的、充实的

状态。因"肺主皮毛""鼻为肺窍"，故肺气郁闭，不仅可见气喘胸满，也可见鼻塞不通及恶寒无汗。

③浮肿，小便不利。小便不利，主要指小便量少。麻黄证的浮肿、小便不利是并见的。临床上单纯的浮肿或小便不利，即虽然下肢浮肿但小便量尚多，或有小便不利而无浮肿，往往与麻黄证相差甚远，应注意有无其他方证存在，不可轻易使用麻黄。

03 · 麻黄汤方证

【歌诀】

恶寒发热头身痛，
无汗而喘宜选用；
皮肤干燥不出汗，
脉浮紧而舌暗淡。

【提要】

①恶寒发热，头痛身痛。恶寒与桂枝汤证的恶风不同，恶风是对风冷过敏、遇风则自觉怕冷，若覆被或移至温暖处

则没有这种感觉；恶寒是体温升高前的寒冷感，虽加衣被也不解，且恶寒必伴发热。而且，桂枝汤证自有自汗，患者皮肤湿润，而麻黄汤证无汗，患者皮肤干燥，也可以鉴别。

②无汗而喘。麻黄汤证中，"无汗"和"喘"是必须并见的。如果汗出而喘，方证便发生变化，其中有虚喘，也有实喘，必须结合当时脉证鉴别，不可诊为麻黄汤证。

③脉浮紧。脉浮紧是指用指尖轻按即得，且搏动有力，表明机体的抵抗力处在一种亢盛的状态，患者的体力较强，可以发汗。

04 · 麻黄附子细辛汤方证

【歌诀】

无汗恶寒较明显，

精神萎靡倦怠感；

发热或者不发热，

面晦乏泽手足寒；

脉象沉迟或细弱，

舌苔白润舌质淡。

【提要】

①无汗，明显的恶寒感，发热或不发热，或虽然发热也热度不高，这些似乎像麻黄汤证，但精神状态及面色却非麻黄汤证所能见到。

②精神萎靡，倦怠感明显，面色晦滞而缺乏光泽，手足冷。精神萎靡等症状是机能低下、机体对外界反应迟钝的表现。

③脉沉弱、或沉细、或沉迟。

④舌质淡、苔白润。即是新陈代谢低下、体内迷走神经兴奋性提高的缘故。

05 · 小青龙汤方证

【歌诀】

咳喘鼻塞打喷嚏，
痰涕量多如水稀，
背部冷感身恶寒，
平素无汗咳喘汗。
热或不热苔白滑，
呕渴利噎少腹满。

【提要】

①咳喘，痰液呈水样或黏液性，量较多，或鼻塞、打喷嚏、流清水样鼻涕。咳喘是本方主治，但多是咳与喘并见，先咳后喘。有时咳喘剧烈，导致咳逆倚息不得卧。

痰与鼻涕的性状在本方证的诊断中十分重要。其痰液、鼻涕等分泌物必须是量多清稀，呈黏液性的，或如水样。同时，舌苔白滑，黏液满布。为便于记忆，戏称为"青龙水"。因神话中的青龙善倒海翻江，兴风作浪。如果痰液黄黏难咯、舌苔干腻的咳喘，便不是小青龙汤证了。

②恶寒，特别是背部有显著的冷感，发热或不发热，平时无汗，咳喘时可有汗出。恶寒也是必见的症状，特别是背部怕冷，但发热、无汗却不定。有发热者，也有不发热者，甚有低体温者，特别是老年体弱者，体温均较常温为低。无汗常见，在寒冷的冬季，出汗更少。但在"咳逆倚息不得卧"的情况下，有的患者可以见汗出，但不可能大汗淋漓。而且，虽然咳喘不休，但神志尚清，无麻黄附子细辛汤证的精神萎靡等症。

③苔白滑。

06 · 麻杏石甘汤方证

【歌诀】

发热汗出时多少，

口渴体温降或高，

咳喘气急而胸闷，

苔薄腻干脉数滑。

【提要】

①发热，汗出时多时少，体温或升或降，口渴。

②咳喘，甚而气急鼻扇，胸闷。本方证与麻黄汤证皆有喘，然麻黄汤证为"无汗而喘"，即患者面色时而发赤，时而苍白，肌肤粟起，抚之干燥，绝无汗意，同时咳喘不休；而本方证为"汗出而喘"，虽无大汗，但抚之皮肤湿润，故扪之不灼手，患者面色红润。此外，麻黄汤证口不渴，苔润；麻杏石甘汤证口渴能饮水，苔干。

③脉滑数，苔薄腻较干。

④本方证与小青龙汤证鉴别：除参考以上与麻黄汤证的鉴别要点以外，还可以从痰液性状上来区别：小青龙汤证为水样痰，量较多；麻杏石甘汤证为黏稠痰，色黄白。

07 · 越婢加术汤方证

【歌诀】

发热恶风汗出渴，

肌肉酸重浮肿多，

关节肿痛溲不利，

越婢加术方证合。

【提要】

①发热，恶风，汗出或多或少，口渴。

②浮肿，肌肉酸重，或关节肿痛，小便不利。

08 · 阳和汤方证

【歌诀】

局部无热色苍紫，

漫肿无头如絮石，

麻木酸楚不觉痛，

畏寒喜暖神萎靡。

小便清长口不渴，

皮肤苍白松憔悴，

腰脊空痛气短喘，

阳痿贫血冷枯瘦，

脉沉迟细舌淡嫩。

【提要】

①局部：皮肤无热感，色苍白，或紫暗，漫肿无头，按之或坚硬如石，或空软如絮，自觉不甚疼痛或不痛，或麻木，或酸楚。

②全身：精神萎靡，畏寒喜温，或腰脊空痛，或气短喘息，或阳痿阴冷，皮肤苍白松弛憔悴，枯瘦，贫血，不口渴，小便清长，脉沉迟细，舌质淡嫩。

③本方证中依然有麻黄汤证的痕迹，如身痛、恶寒无汗等，不过是因久病消耗所致体质虚弱的麻黄汤证，故伴见精神萎靡、皮肤苍白松弛憔悴，且因久病消耗，身体日见消瘦、贫血；麻黄附子细辛汤证仅是阳气的伤损，形体的消耗不明显，故无贫血、枯瘦等症，而本方证是阴阳两伤，特别是阴血的消耗比较严重。

3

柴胡类方

01 · 柴胡体质

【歌诀】

体型偏瘦面暗黄,

青黄青白乏泽光,

皮肤干燥肉坚紧,

舌老暗紫苔正常,

舌不淡胖脉弦细,

情绪好时饮食香,

胸胁气塞满闷感,

或有触痛颈肩酸,

四肢常冷烦拘挛;

月经不调少腹痛,

经前闷烦乳发胀,

经血有块经色暗,

【提要】

①四诊特征:体型中等或偏瘦,面色微暗黄,或青黄色,或青白色,缺乏光泽;神情抑郁或紧张;皮肤比较干燥,肌肉比较坚紧;上腹部或两肋下按之有抵抗感或压痛或肌紧张;舌质坚老、暗而紫点、舌体不淡胖;脉象多弦细。

②常见症状：主诉以自觉症状为多。对气温变化的反应敏感，或寒热交替感，情绪波动较大，食欲、性欲易受情绪的影响；胸胁部时有气塞满闷感、或有触痛，肩颈部常有酸重感、拘挛感，四肢常冷，少腹部易胀痛。女性月经周期不准，经前多见胸闷乳胀、烦躁，经来腹痛、经血暗或有血块。易腹痛腹泻，易全身疼痛。

02·柴胡证

【歌诀】

柴胡证要抓关键，

胸胁苦满往热寒。

【提要】

①胸胁苦满，这是柴胡证的必见指征。胸胁部、上腹部及肩颈部的胀痛、胀满、硬满、酸重不适、触痛、压痛，女性乳房胀痛、结块，甚至精神心理因素导致的胸闷气短、腹胀等均包括在内。中医传统所说的胸胁苦满主要指自觉症状，而日本学者认为尚存在着他觉的胸胁苦满，即沿肋骨弓的下端向胸腔内按压，医生指端有抵抗感，患者也诉说局部

有胀痛不适的感觉。

②往来寒热，或休作有时，除体温的变化外，还包括患者自觉的寒热交替感，即时而畏风发冷，时而面红烦热；或上半身发热，下半身畏冷；或半身热，半身冷；或心胸烦热而四肢冰冷；或覆被则烦躁发热、似汗非汗，而去被又觉寒冷至骨、肌肤粟起，以及对温度变化的自我感觉敏感等。

在胸胁苦满与往来寒热之间，前者是重要的。临床上柴胡证可以没有往来寒热或休作有时，但不可能没有胸胁苦满。

03 · 小柴胡汤方证

【歌诀】

上腹痞痛胸胁满，

发热持续往热寒，

纳差口苦心烦呕，

苔黄白腻脉多弦。

【提要】

①胸胁苦满，或上腹部痞痛，或胆囊部明显压痛。 胸

胁苦满，伴腹痛腹胀、心烦喜呕等胃肠症状，可以认为是小柴胡汤证的特征之一。这也是本方用黄芩、半夏、生姜的根据。

②往来寒热，发热或低热持续。有明显的体温升高或呈弛张热状，或低热持续，患者并有寒热往来感觉。

③心烦喜呕，或呕吐，口苦，默默不欲饮食。"烦""喜""默默"等词，反映了患者主观感觉在主诉中所占的比重是比较大的，同时反映患者的情绪不好。口苦是指自我感觉口内有苦味，特别是在睡眠觉醒后及进食时，往往因为口苦，食欲及情绪受到影响。

④苔黄白腻，脉弦。苔黄也表示里有热；脉弦，是指脉象长而直，如按琴弦。这种脉象多出现于柴胡汤证中。

04 · 柴胡桂枝汤方证

【歌诀】

柴胡体质见自汗，

鼻塞腹痛关节酸，

桂枝体质胸胁满，

纳差喜呕伴心烦，

苔薄白或薄黄腻，

舌质暗红或暗淡。

【提要】

①发热恶风，往来寒热，有汗，关节酸痛。

②胸胁苦满，或腹痛、食欲不振、心烦喜呕。

③舌质暗红或暗淡、苔薄白或薄黄腻。

④本方证可理解为"桂枝体质"见胸胁苦满、寒热往来、呕吐口苦者，或"柴胡体质"见自汗、鼻塞、腹痛、关节酸痛、肌肉痉挛者，或小柴胡汤证与桂枝汤证互见者。特别是对一些慢性疾患，体质的辨别颇为重要。此外，舌质多偏暗，若舌质光红无苔，或舌质淡胖、苔白腻者，即应考虑其他方证了。

05·柴胡桂枝干姜汤方证

【歌诀】

往寒热，胸胁满，

或恶风，自盗汗，

食欲差，口渴现，

溲不利，便溏软，

心烦胸腹动悸感

多梦耳鸣与失眠，

苔白厚，舌面干，

或见咳嗽胸骨痛，

柴胡桂姜服之安。

【提要】

①往来寒热，可以表现为寒热交替的自我感觉，也可以表现为发热持续，疾病反复迁延，或有自汗盗汗，或出现局限性的多汗。

②胸胁满微结，或胸闷咳嗽，或胸骨痛。胸胁满，提示本方证可以有自觉的胸胁满闷感，也可以是他觉在胸胁部、两肋下、颈项部、腋下、腹股沟等处的结块、肿物。日本医家中田敬吾先生的经验，用手指按压胸骨，患者常有极为敏感的触痛，常可作为识别柴胡桂枝干姜汤证的方法之一。

③大便不成形或腹泻，食欲不振。

④口干、心烦、易惊，胸腹动悸。口渴、口干是一种自觉症状；患者常有口苦、口臭、口黏腻的主诉。这种口渴、口干的症状，在精神紧张时、情绪低落时，还有失眠后明显或加重。

⑤ 舌苔白厚或干腻。

⑥本方证与柴胡桂枝汤证都有自汗，但本方证的精神神经系统症状比较明显。柴胡桂枝汤证多见腹痛，腹诊见腹部肌肉比较紧张；而本方证则无腹痛，腹部软弱，但以食欲不振为主。

06·柴胡加龙骨牡蛎汤方证

【歌诀】

精神症明显，

幻觉惊失眠，

舌红苔黄腻，

脐腹动悸感，

能够治谵语，

亦可愈癫痫。

【提要】

①柴胡证。

②精神神经症状，尤其是脐腹动悸、易惊、谵语者。脐腹动悸，是张仲景使用龙骨、牡蛎的重要指征，症状严重时，患者常常以此为主诉；症状轻时，患者可以无明显感觉。医

生按其腹部，可见腹部扁平，腹主动脉的搏动明显。易惊，也表现为夜梦多、易醒、易心慌等。谵语，即精神错乱。

③本方证与桂枝加龙骨牡蛎汤证鉴别：其一舌苔：桂枝加龙骨牡蛎汤证舌苔薄白而润泽，本方证舌苔黄腻、甚或干焦，且多腹满、便秘。其二精神症状：桂枝加龙骨牡蛎汤仅为不眠、多梦，本方有严重的精神症状，如癫狂等。其三体质：桂枝加龙骨牡蛎汤证为"桂枝体质"，本方为"柴胡体质"。

07 · 四逆散方证

【歌诀】

柴胡证敏感疼，

易紧张手常冷，

腹胀腹疼痛，

胸胁阳性征；

舌质坚老暗，

紫点而脉弦。

【提要】

①柴胡证或为对疼痛敏感、经常手冷、易紧张、肌肉易

痉挛的柴胡体质。"柴胡体质",是诊断四逆散证的基本条件。还有,虽然腹痛频发而精神尚饱满,形体不憔悴,且无大黄证、桂枝证、附子证,也是重要的参考指征。

②胸胁苦满、疼痛,腹痛腹胀。腹痛在四逆散证和小建中汤证中都是主症,然而多有不同。首先体质不同:前者是柴胡体质,后者是桂枝体质。其次脉舌不同:前者脉象弦而有力,舌质坚老而干,舌苔或薄白,或薄黄,多干腻;后者脉象浮大而无力,舌质嫩红而润,苔多薄白。第三腹痛性质不同:前者腹痛往往连及胸胁,按之更痛;后者腹痛则多呈阵发性,按之则舒。

③脉弦,舌质坚老而暗,或舌有紫点。弦脉经常出现在痛证中,柴胡体质亦多见此脉。

08 · 血府逐瘀汤方证

【歌诀】

疼痛部位多固定,

出血紫黑且易凝,

烦躁发狂神不安,

舌质紫暗面晦暗,

柴胡体质伴瘀血，

此方投之诸疴瘥。

【提要】

①疼痛部位多固定。

②出血易凝固，色紫黑。

③精神不安，烦躁，甚至发狂。

④舌质紫暗，面色晦暗。

以上这些都是瘀血证的临床表现特点。

⑤"柴胡体质"出现瘀血的频度是较高的，特别是那些顽固性的失眠、头痛、腹痛、发热等病症，常见血府逐瘀汤证。因此，在"柴胡体质"患者的慢性病调理中，要注意瘀血证的存在。一旦出现以上所说的瘀血证，可以选用血府逐瘀汤。四逆散证伴见瘀血的话，也可以使用血府逐瘀汤。

09 · 逍遥散方证

【歌诀】

逍遥散，胸胁满，

胸胁痛，腹胀兼，

经前乳房胀，

痛经头痛连，

经期不调往热寒，

苔薄白，舌质淡，

食欲差，浮肿见.

此方投之有奇验。

【提要】

①胸胁苦满或胸胁痛，腹痛，女性月经痛，经前乳房胀。胸胁苦满的女性大都情趣不浓，易生闷气，神经质，而逍遥散的"逍遥"，是逍遥自在的意思，服用逍遥散，能使患者闷闷不乐的心情转为开朗舒展。

②往来寒热感，或月经周期参差不齐。

③头痛目眩，口燥咽干，神疲食少，浮肿。

④舌质淡红，苔薄白，脉弦而虚。

10 · 大柴胡汤方证

【歌诀】

大柴胡汤有四看，

颈短体壮肩膀宽，

上腹胀痛按尤甚，

一般多见中老年，

轻则不适有抵抗，

重则压痛肌紧张，

心下痞痛急硬满，

呕吐恶心嗳气伴，

舌质坚老苔黄厚，

抑郁紧张不得眠，

便秘尿黄或下利，

舌燥脉滑黄疸现。

【提要】

①按之心下满痛，或心下急，或心下痞硬。心下，是大柴胡汤证的主治部位。心下急，指剑突下三角部位拘紧感或窒闷感；心下痞硬，指按压见腹肌紧张；心下按之满痛，是大柴胡汤证的重要客观指征。医生在按压上腹部以及右肋下时，常常有比较明显的抵抗感和压痛，胆胰疾病多见此腹证，严重者可见腹痛拒按，病情轻者则可出现嗳气、腹胀等症。

②呕不止，或呕吐而下利，或便秘，或腹胀、嗳气。呕吐，是本方证的又一重要指征，这是胆道、胰腺疾病的主要

症状。

③或发热汗出不解，或黄疸，或头痛。本方证的或然症较多，大多表现为发热、便秘或腹泻，或呕吐，或黄疸，或头痛等，这可能与所病变的系统不同有关。

④郁郁微烦。

4

大黄类方

01 · 大黄体质

【歌诀】

肌肉坚紧体壮实，

脸红油光面腻滞，

唇厚暗红苔厚干，

痰唾黏稠高血脂，

血压偏高头晕昏，

喜凉畏热胸中闷，

食欲旺盛口干苦，

腹有压痛抵抗深。

【提要】

①四诊特征：体格健壮或胖壮，肌肉丰满，面色红有油光；腹部充实饱满，按之硬或胀痛；唇厚暗红，舌质暗红坚老，舌苔黄厚而干糙，甚或焦黄。

②常见症状：平素畏热喜凉，食欲旺盛，易烦躁易怒，易发头晕，易头痛，易腹痛便秘，为胸闷，易口干苦，痰液唾液黏稠；易出血，易皮肤感染；血脂、血压偏高。女性多见月经不调或闭经，或经来不畅、漏下不止。

02 · 大黄证

【歌诀】

腹满腹痛且拒按，

便秘腹胀抵抗感；

身热有汗易兴奋，

烦躁又加神不安；

舌质色红而坚老，

舌苔焦黄舌面干。

【提要】

①腹满，腹痛，拒按或腹壁有抵抗感，便秘。

②精神不安，烦躁，易兴奋，身热有汗。

③舌质红而坚老，苔焦黄、干燥。舌象是大黄证中最具特征的表现。舌质红而坚老，相对于舌质淡红或淡白而胖大嫩润而言；苔焦黄是指苔黄中带黑，如烧焦状，多伴有舌面干燥无津。我们把这种舌象称为"大黄舌"。

④大黄证的腹痛、精神不安、易兴奋、身热有汗等症状似与桂枝证相同。但桂枝证为恶风自汗，腹痛而喜按，而大黄证为身热喜冷，腹痛拒按；"大黄舌"红而坚老，苔焦黄干燥，"桂枝舌"则嫩红而暗、苔薄白而润泽，两者有明显区别。

03 · 大承气方证

【歌诀】

腹胀腹痛满拒按，
便秘黏液脓血便，
烦躁谵语神失常，
潮热发热身出汗，
苔起红刺焦黄干，
脉实有力需详辨。

【提要】

①剧烈腹痛、腹胀、坚满拒按，便秘或黏液脓血便。与大黄证比较，本方证的腹胀、腹痛更为严重，患者常常放恶臭屁，其腹部按之硬满，或如按压橡胶枕头，按压时患者诉说胀痛不适。

②潮热或发热、身热汗出。

③烦躁、谵语、神志失常。患者的潮热、多汗、烦躁、谵语、神志失常等也提示病情严重。

④脉实有力，苔干焦黄起红刺。

04 · 桃核承气汤方证

【歌诀】

少腹急痛按之甚，

如狂不安大黄证，

出血紫黑易凝固，

舌燥唇舌面暗红。

【提要】

①少腹部拘急疼痛，按之更甚。

②出血紫黑，易凝固结块。

③精神不安，如狂。

④舌质暗红或紫，舌面干燥，唇暗红，面红。

05 · 大黄䗪虫丸方证

【歌诀】

少腹胀满疼块硬，

面色晦暗消瘦形，

脉象细涩舌暗紫,

肌肤干燥如甲鳞。

【提要】

①少腹部疼痛或有硬块,腹满感,腹胀感。

②形体消瘦,面色暗晦,肌肤干燥如鳞甲,两目暗黑。

③舌质暗紫,或舌见瘀斑,脉细涩。

06 · 茵陈蒿汤方证

【歌诀】

黄疸色鲜尿黄短,

胸闷烦躁身热汗;

腹微胀满不吃饭,

此方疗效较明显。

【提要】

①黄疸色泽鲜明,尿黄短少。

②胸闷、烦躁、身热有汗。

③腹微胀满,食欲不振。

07 · 防风通圣散方证

【歌诀】

发热无汗头昏痛，

疮疡肿毒目赤肿，

皮肤痒疹苔厚腻，

腹胀便秘胸腹闷。

【提要】

①皮肤痛痒红疹，恶寒、发热、无汗身热，头痛、烦躁。

②便秘，腹胀，胸膈满闷，小便短赤。

③或然症：头晕头昏，或关节痛，或鼻流浊涕，或咳喘，或目赤肿痛，或月经不调或闭经，或惊狂谵妄，或头面疮癣。

08 · 大黄附子汤方证

【歌诀】

腹痛剧烈大便秘，

面晦无华神萎靡；

汗出恶寒手足冷，

舌干质老苔白腻；

胁下偏疼脉弦紧，

大黄附子温下宜。

【提要】

①腹痛剧烈、拒按，便秘。

②精神萎靡，面色晦滞无华，汗出恶寒，手足冷，脉沉紧弦。

③舌苔白腻，舌面比较干，舌质坚老。

5

黄芪类方

01 · 黄芪体质

【歌诀】

面色黄白红隐隐，
黄暗乏泽肉不紧，
腹软舌淡胖苔润。
面色无华目少精，
遇风冷，易过敏，
先干后溏大便稀
易疲乏，易出汗，
多食易饥腹易胀，
易浮肿，多足肿，
手足麻木用之灵。

【提要】

①四诊特征：体型偏胖，精神疲惫，面色黄暗或暗红，缺乏光泽；肌肉松弛，皮肤缺乏弹性，湿润；腹部松软，腹肌萎缩而脂肪堆积，按之无抵抗感以及痛胀感；面部及下肢多有浮肿；舌质多淡红或淡胖，或紫暗。中老年人较多见。

②常见症状：易疲乏，易出汗，易头晕，胸闷气短，运

动后尤为明显；能大量进食而不耐饥饿；大便不成形，或先干后溏；易于浮肿，特别是下肢浮肿；畏风，易于鼻塞、气喘；手足易麻木，骨关节疼痛，溃疡难以愈合。

形象地说，"黄芪体质"肌肉松软、多水多湿，很像一个盛水的皮囊或一块水豆腐。这种体质类型的形成除遗传因素以外，尚与长期缺乏体育锻炼、营养不良、贫血、久病等有关。

③此类体质的易出汗、畏风，与"桂枝体质"相似，但无"桂枝体质"的腹肌紧张拘急疼痛；浮肿、易喘息、鼻塞等与"麻黄体质"相似，但无"麻黄体质"的无汗、身体痛。

02 · 黄芪证

【歌诀】

自汗盗汗恶风袭，

身重浮肿溲不利，

肢体麻痹成不仁，

溃疡不敛脓水稀。

【提要】

①自汗，盗汗，恶风。自汗、恶风与桂枝证相似，其区别点在于：桂枝证自汗的同时常伴有发热或身热感、失眠、头痛、动悸等，而黄芪证无以上诸症；"桂枝体质"多体瘦而肌肉坚紧，而"黄芪体质"多肌肉松软而浮肿。

②浮肿，身重，小便不利，肢体麻痹不仁。

③溃疡久不收敛，脓水清稀。

03 · 玉屏风散方证

【歌诀】

易患感冒畏惧风，

自汗喷嚏头身痛，

小便短少身浮肿，

大便溏薄玉屏风。

【提要】

①易于感冒，畏风，自汗，打喷嚏，身痛或头痛。

②浮肿或易浮肿，小便少，大便溏薄。

③本方证与桂枝汤证的鉴别要点：一是体质不同，"桂枝体质"与"黄芪体质"在四诊特征上区别明显。二是本方证有浮肿、小便不利、大便溏薄等水湿内蕴的症状，而桂枝汤证则以腹痛、关节痛等痉挛性症状为特征。

04 · 防己黄芪汤方证

【歌诀】

浮肿下肢为甚，

汗多尿少恶风，

肌肉关节肿痛，

膝肿难以屈伸。

【提要】

①浮肿，以下肢为明显，身体困重。

②汗出恶风。

③关节痛，特别是膝关节肿痛，难以屈伸。

④此方证与越婢加术汤证皆有浮肿、关节痛、多汗、尿量减少的指征，区别在于：其一体质不同。"麻黄体质"的

体力比较充实，而"黄芪体质"的体力比较低下；"麻黄体质"的皮肤比较粗厚，看上去偏暗，平素少汗，而"黄芪体质"的皮肤比较细嫩，平素易汗。其二症状程度不同。越婢加术汤证病程比较短，并有口渴、身热等热象，其浮肿往往是全身性的；本方病程比较长，往往是反复发作，多伴畏风、疲劳感，浮肿多见于下肢。

05·黄芪桂枝五物汤方证

【歌诀】

肢体无力难活动，

肌萎麻木肢酸痛，

自汗浮肿舌暗淡，

此方用之必奏功。

【提要】

①肢体无力、活动不灵、麻木不仁、酸痛，或肌肉萎缩。本方证以身体不仁为主，患者诉说肢体酸麻、关节不灵活，遇风冷症状加重，可有轻微的疼痛，但主要是酸麻。如

一身尽痛、关节变形肿胀者，则非本方所能治疗，应当在麻黄类方或桂枝类方中选择适合的处方。

②浮肿，自汗，恶风。汗出一症，有白天虽然未活动、或气温亦不高而汗自出者，也有入夜汗出湿衣者，其汗常见色黄。

③舌质暗淡。

06 · 黄芪建中汤方证

【歌诀】

慢性腹痛喜温按，

形寒恶风自盗汗，

身重面萎或浮肿，

脉象虚大舌暗淡。

【提要】

①慢性腹痛，喜温喜按。

②易自汗或盗汗，形寒恶风，面色萎黄，身体重或有轻度浮肿。

③舌质淡红或暗，脉虚大。

07·补中益气汤方证

【歌诀】

　昔肥今瘦面萎黄，

　舌淡质嫩体瘦长，

　身倦发热恶寒风，

　各种下垂泻脱肛，

　头痛昏晕胁微满，

　自汗浮肿溲约良。

【提要】

　①面色萎黄呈贫血貌，体型瘦长或昔肥今瘦，舌淡红，舌质嫩，苔薄白。

　②自觉发热或恶风寒，全身倦怠感明显，有轻微的胸胁苦满感，手足冷，自汗恶风。

　③或内脏下垂，或子宫下垂，或脱肛，或腹泻，或便秘，或腹痛，或头痛，或昏晕，或浮肿，或小便不利等。

　④本方证与柴胡桂枝汤证区别：其一体力上，补中益气

汤证偏于低下，面色、神情均有明显虚弱枯瘁表现。其二病程上，补中益气汤证多呈慢性化倾向，而柴胡桂枝汤证则不一定。其三，柴胡桂枝汤证中的"桂枝证"比较明显，如自汗、恶风、腹痛、关节痛等，而补中益气汤证的"黄芪证"比较明显，如浮肿、尿量减少、贫血、肌无力、全身倦怠感等。

⑤本方证与黄芪建中汤证鉴别：黄芪建中汤证以慢性腹痛为特征，而补中益气汤证以浮肿、自汗、身体重、无力感、慢性腹泻、食欲不振等为特征。

08·补阳还五汤方证

【歌诀】

肢麻不遂身体痛，

自汗恶风下肢肿，

舌质淡胖色暗紫，

脉象沉缓细涩用。

【提要】

①半身不遂，肢体麻痹不仁，或身体痛。

②浮肿，下肢为甚，自汗，恶风。

③舌质多淡胖，呈紫暗色，或有瘀斑瘀点。

④本方证与桂枝茯苓丸证、血府逐瘀汤证的区别：桂枝茯苓丸证是桂枝证加瘀血证，可见少腹痛、上冲感、头痛、面暗红、妇人月经不调等症，舌质紫暗坚老；血府逐瘀汤证是柴胡证加瘀血证，可见面色发青、情绪起伏、胸闷痛、两肋下按之硬、脉弦等症；补阳还五汤证黄芪证比较突出，主治病症多为肢体运动或知觉的异常，同时伴有自汗、浮肿等，舌质多暗淡而胖。

⑤本方证与黄芪桂枝五物汤证都属于气虚血瘀证，但本方证的瘀血程度比黄芪桂枝五物汤证严重，反映在由四肢麻木而为半身不遂，舌象由暗而为紫。

6

石膏类方

01 · 石膏证

【歌诀】

烦渴喜饮，恶热多汗；

舌面干燥，津液不见；

脉象洪大，浮滑兼现。

【提要】

①烦渴喜饮。表示患者有强烈的渴感，而且能大量饮水，昔中医多称"大渴"。

②恶热多汗。恶热，指患者怕热喜凉，热则烦躁不安，且出汗较多。因为汗出，皮肤反而不那么灼热。

③舌面干燥。舌面可以有舌苔，但舌面必定干燥。如果舌苔润滑或腻，即非石膏证了。

④脉洪大、浮滑，为机体新陈代谢加快的表现，凡身热多汗者，多见此脉。

⑤石膏证与大黄证鉴别：大黄证以便秘、腹痛腹胀、拒按、舌红、苔焦黄厚腻为特征，表示胃肠道内有有形的宿垢燥屎充满其中，故谓之实热证；石膏证的便秘腹痛等消化系统的症状并不突出，而以强烈的渴感、身热、多汗、脉洪大为特征，表示体内有无形的燥热之气弥漫燔灼，故谓之燥热

证、气热证。

⑥石膏证与桂枝证鉴别：桂枝证恶风而自汗，石膏证恶热而多汗；桂枝证不口渴，石膏证烦渴；桂枝证脉大而缓，石膏证脉大而洪滑；桂枝证多见于慢性病，石膏证多见于急性热病。

02 · 白虎汤方证

【歌诀】

高热大出汗，

烦躁强渴感，

脉象洪大数，

舌燥口又干。

【提要】

①大量出汗，伴高热或恶热。

②渴感强烈，烦躁。

③脉浮滑或洪大而数，口干舌燥。

④白虎汤证与虚脱鉴别：虚脱时可见大量出汗，脉形也较大，且经常出现在高热中，故容易与白虎汤证混淆。 但虚

脱之汗为冷汗，四肢常厥冷，脉形大而空，或脉微弱，血压下降等，可以作为鉴别点。若误用，会加重病情，务必注意。

⑤本方证与桂枝汤证鉴别：两方证均有汗，脉象均大而浮，但白虎汤证有身热或高热，且有严重的渴感，这些桂枝汤证没有。

03 · 白虎加人参汤方证

【歌诀】
白虎汤证兼神靡，
状态较差脉无力，
屡经发汗口渴甚，
适用热盛亏津气，
或无大热与大汗，
渴饮为主慢性疾。

【提要】
①屡经发汗，精神萎靡、口渴感明显的白虎汤证。
②无大热、无大汗，但以渴饮为主诉的慢性病。
③有白虎汤证而消瘦、食欲下降，全身状态差者。

04 · 白虎加桂枝汤方证

【歌诀】

发热口渴身无寒，

恶风骨节疼痛烦，

虽有汗出多不彻，

舌质大都色红暗，

【提要】

①发热，身无寒但热，口渴。

②骨节烦疼、恶风、汗出不彻。

③舌质暗红。

05 · 竹叶石膏汤方证

【歌诀】

热汗渴嗽呕，

神萎憔悴瘦，

舌红少苔舌面干，

脉数弱。

【提要】

①形体羸瘦，气短音微，精神萎靡。

②气逆欲吐，或干咳，或气喘，或干呕，或呃逆。

③口渴、多汗，或低热。

④脉数弱，舌苔少。

06·消风散方证

【歌诀】

疹块瘙痒渗液久，

烦躁热盛口渴有，

浮肿倾向溲不利，

方用消风疗效优。

【提要】

①皮肤瘙痒，或发疹块，搔之渗液，久发难愈。

②发热感，烦躁，口渴。

③浮肿倾向或小便不利。

本方临床多用于荨麻疹、急慢性湿疹、老年性皮肤瘙痒症、过敏性皮炎、神经性皮炎、急性肾炎等。

7

黄连类方

01 · 阳热体质

【歌诀】

体强健，面潮红，
或见红黑油光容，
目多眵，睛血充，
口唇舌红或暗红，
舌苔薄黄或黄腻，
舌质坚苍腹肌紧，
焦虑好动易烦心，
喜凉恶热喜冷饮，
肤疮疖，腹痞闷，
口干口苦眠不行。

【提要】

①四诊特征：体质较强健，面色潮红或红黑，有油光，目睛充血多目眵，口唇暗红或紫红，舌质红或暗红、质坚敛苍老，舌苔薄黄或黄腻，腹部肌肉较紧张，按之有力或有不适感。

②常见症状：平时喜凉恶热，喜凉饮，易烦躁、焦虑，好动，易失眠多梦，皮肤常有疮疖，上腹部常痞闷不适，口

干口苦，常有口舌溃疡，咽痛，小便黄短。

02 · 黄连证

【歌诀】

黄连证，多躁烦，
神不清，身热感，
或见心悸或失眠；
胃脘痛，心下痞，
或兼呕恶或热利，
舌质红，或暗红，
舌干坚老，苔黄腻。

【提要】

①烦躁不安，或心悸、或失眠、或神志不清。烦躁不安是黄连证的重要指征。

②心下痞、腹痛、腹泻、恶心呕吐等消化道症状。黄连善治热利，所谓热利，是指腹痛、腹泻，或里急后重，或肛门灼热，大便黏腻臭秽，或有黏液或血液。

③舌质红或暗红，质坚老，舌苔黄腻，舌面较干。此

舌质舌苔具有特异性，我们称为"黄连舌"，是黄连证之必见症。

03·黄连解毒汤方证

【歌诀】

焦虑抑郁烦不安，

面红出血唇红暗，

黄连舌，所必见，

心下按之痞痛感.

【提要】

①烦躁，不安感，焦虑或抑郁。此为精神神经系统的症状。

②面红赤，上火，唇暗红，出血倾向。

③黄连舌。此和②都是血液循环系统病变的症状。

④心下痞，不适感，按之隐痛。这是消化系统的症状，可以通过问诊及腹诊来发现。

形象地说，本方证的患者就如《三国演义》中的武将关羽，面红油亮，双目炯炯有神。这种人大多是体格强健、面色红或紫赤的男性，口唇暗红，舌质暗红坚老、干燥，舌苔黄而干腻。问诊可知有烦躁、不安感、失眠、焦虑或抑郁及头痛眩晕、记忆力减退、注意力不集中等精神症状；切诊可以发现心下有痞闷不适感、抵抗感、压痛感；体检可见血压偏高，心率偏快，红细胞计数及血红蛋白偏高。

04·黄连汤方证

【歌诀】

烦悸热汗恶风，

脘痞呕泻腹痛，

舌苔厚腻质暗红。

【提要】

①恶风，发热，汗出。这是桂枝证，而本方的特征是汗出而热不退，或退不清，甚或汗出而烦躁者。也有不发热者，但自觉身热、烦躁而汗出者。其汗有自汗者，也有盗汗者。

②烦躁，心动悸。烦躁是黄连证，心动悸是桂枝证，故本方证为烦躁而动悸。有烦躁而心悸者，有烦躁而气上冲胸

者，也有烦躁而身热、汗出、胸闷者。临床上不少患者不以烦躁为主诉，医生可询问其情绪、注意力是否集中、睡眠是否障碍等，大致可以判断。

③心下痞或呕吐，或腹痛，或泄泻。此为黄连证与干姜证。

④舌质红或暗红，舌苔腻较厚，或前半部苔薄，后半部有白厚苔。患者的舌苔往往比较厚，或黄白相兼，或底白罩黄，或干腻，特别是舌苔的后半部较厚且色白。舌质多偏红，或舌边尖红。一些酒醉伤食者，或嗜酒者常见此种舌象，中医称之为"湿遏热伏"，此时必用黄连、干姜等苦味药和辛味药相配。

05 · 小陷胸汤方证

【歌诀】

上腹胸胁痛拒按，

舌红苔黄腻必见，

或便秘，或恶心，

咳嗽气急痰黄黏，

右寸脉滑好经验，

感谢经方大家园!

①上腹部、胸胁部痞痛、拒按。

②舌质红,舌苔黄腻。

③或便秘,或恶心,或咳嗽气急,痰黄黏腻。

06 · 泻心汤方证

【歌诀】

出血倾向吐衄血,

脉实有力数而滑,

便秘脘痞黄连舌,

面部潮红烦躁加。

【提要】

①吐血、衄血或出血倾向。

②烦躁不安,面部潮红。

③心下痞,便秘。

④泻心汤用于慢性病的治疗,应注意识别患者的体质。

泻心汤适用人群大多属实热证，其人体格壮实，面色潮红而有油光，腹部充实按之有力，头昏头痛，烦躁易怒，易于鼻衄或上腹痞闷，大便干结或便秘，尤其是舌质暗红，舌苔黄腻或干燥，体检或有血压、血脂、血黏度偏高者。也就是说，大多属于"大黄体质"。平素精神萎靡、喜热畏冷、贫血、虚弱、便溏浮肿、面色黄白、肌肉松柔、舌淡胖、苔白滑润者，是不适宜使用泻心汤的，这里证的性质有寒、热、虚、实的不同，不能误投，应加以注意。

07 · 黄连阿胶汤方证

【歌诀】

心中烦，不得眠，
面苍神萎口咽干，
手足热，口舌烂，
心下痞满腹痛连，
小便短，头昏现，
舌红苔腻黄剥裂，
耳鸣响，脉细数，
出血倾向血证兼。

【提要】

①心中烦、不得眠，这是本方证的主症。发热性疾病后期的烦躁失眠，焦虑症、抑郁症导致的严重失眠，脑梗塞、老年性痴呆的失眠失忆，均有用本方的机会。与黄连解毒汤、血府逐瘀汤、桃核承气汤等证的烦躁不安不同，本方证烦躁不安的同时多见精神萎靡、脉细数、舌红少苔，且有入夜烦躁，而白昼稍安的特点。

②出血倾向或诸血证，或久痢脓血，或便血，或崩漏，或肌衄。出血也是本方证的特征，以便血、尿血、咳血、子宫出血、皮下出血为多，出血的颜色多鲜红，质地黏稠；皮下出血即出现瘀斑。临床上本方证的患者有以出血为主诉，也有以失眠为主诉，虽然近期无明显的出血，但通过问诊可以得知其具有出血倾向，如女性月经过多、或产后、或皮肤易出现紫斑等。

③面色苍白，精神萎靡，口燥咽干，手足心热，耳鸣头昏，小便短黄，口舌糜烂。

④心下痞，腹痛。轻者自觉症状不明显，但触之常有局部痞胀感。一些胃炎、肠炎、痢疾患者可见此证。

⑤舌质红或深红、苔黄薄或花剥、起裂，脉细数。本方证的舌象有明显的特征：舌质红或深红，中医常称为"绛舌"；舌苔或薄黄，或舌苔花剥、舌面起裂纹；口腔黏膜常破碎，故临床上复发性口腔溃疡等口腔黏膜病常有本方证

者。此外，口腔干燥无津也多见。

08 · 香连丸方证

【歌诀】

腹痛胀，重里急，

痢下黏臭脓血疾，

舌质暗红苔黄腻，

香连丸用最适宜.

【提要】

①腹痛，腹胀，里急后重，痢下黏臭或脓血。

②舌苔黄腻，舌质暗红。

③香连丸方证中的里急后重、痢下黏臭或脓血、苔黄腻舌质红均提示黄连证的存在。除此以外，临床尚可以见到患者身热有汗、烦躁等症。若患者泻下物呈水样，或溏薄如鸭粪，且身冷喜热、舌苔白、舌质淡胖者，证属虚寒，香连丸就不适宜了。

④若腹痛甚剧、里急后重、舌苔呈焦黄腻者，本方可加酒制大黄。大黄经过酒蒸制以后，泻下的作用减弱，而清热

解毒的作用保留，能协助黄连消除临床症状。

09 · 左金丸方证

【歌诀】

嘈杂脘腹胁疼胀，

呕酸苦水舌红黄。

【提要】

①脘腹痛、胁胀痛、口苦、嘈杂、呕吐酸苦水。

②舌质红、舌苔黄。

③腹痛、呕酸苦水是本方证的特征。但临床也见一些慢性胃痛，常见疼痛绵绵，且常吐酸水，与本方证颇相似。不过，细询患者，可知疼痛并不剧烈，常在空腹时发作，其酸水不苦、量多、清稀，患者自觉胃脘冷、口内淡而无味，其舌质多淡红、舌苔白滑。此类腹痛为小建中汤证。

④左金丸与香连丸鉴别：左金丸以治疗上腹部疼痛伴呕吐酸苦水为主，而香连丸则以治疗下腹部胀痛伴泻痢为主。

8

干姜类方

01 · 干姜证

【歌诀】

痰唾尿便无臭稀，

畏寒喜热神萎靡，

口不干渴舌质淡，

舌苔白腻灰黑腻。

【提要】

①呕吐物、唾液、痰液、大便、尿液清稀，无恶臭。

②腹胀、腹痛、恶心、呕吐，或咳喘。与里热实证的大黄证相反，干姜证虽然有腹胀、腹痛，但大便溏薄如鸭粪、泻下物往往清稀无恶臭；大黄证口干舌燥、恶热喜凉，而干姜证口不干渴，畏寒喜热；大黄舌质红苔焦黄，干姜舌质淡苔白腻，两者的性质正好相反。

③口不干渴，恶寒喜热，精神萎靡。

④舌质淡或淡红，舌上有腻苔，苔多白腻，或灰黑腻，或白滑。

此舌象比较典型，我们称之为"干姜舌"，其诊断价值很大。临床见舌苔白腻者，使用干姜剂，可以使厚苔褪去，症状也随之减轻或消失。若舌质红或暗红，苔少或无苔光红者，皆主热、主阴虚，与干姜证的性质相反。干姜辛热，误用可致患者口干舌燥，使热证、阴虚证的程度更为严重。所以，临床在决定使用大量干姜之前，一定要看看舌象。干姜舌的舌面往往白滑，患者口不渴、甚或口中常有冷唾。若口渴喜饮、舌面干燥，虽然精神萎靡，也不可以认作干姜证。

02 · 理中汤方证

【歌诀】

胸满腹胀呕吐利，

食欲不振心下痞，

口不干渴多涎唾，

畏寒喜温神萎靡，

舌淡苔白厚或腻，

更见大便是溏稀。

【提要】

①腹满腹胀，呕吐下利，大便稀溏，食欲不振，心下痞硬，或涎唾多而清稀。

②畏寒喜温、精神萎靡、口不干渴或口干而不思饮。

③舌质淡红，苔白或厚或腻或滑。

03·桂枝人参汤方证

【歌诀】

理中汤证又恶风，

发热自汗关节痛，

脉象浮大心下痞，

舌淡偏暗或嫩红。

【提要】

①理中汤证。

②发热自汗，或腹痛，心下痞硬。

③舌质淡红或嫩红，偏暗，脉浮大。

④本方证除理中汤证以外，伴见桂枝证是其特征。其临床表现不一，有发热、关节痛、自汗、恶风者；有心悸、失眠者；也有心下痞硬、腹痛者；还有头痛、身痛者。自汗、恶风是常见的。自汗中有一动即汗出者，也有人夜汗出者，还有仅见恶风而无明显出汗者。自汗者大多恶风，对风冷过敏。

04 · 大建中汤方证

【歌诀】

干姜舌象必现形，
腹胀剧痛阵发性，
手足逆冷汗唾清，
呕吐腹鸣见肠型。

【提要】

①腹痛腹胀较剧，呈阵发性，或见有型，或闻及腹鸣，多伴呕吐。

②手足逆冷，或有冷汗，口内清唾。

③干姜舌。

05 · 甘姜苓术汤方证

【歌诀】

体型肥胖久居冷，
干姜舌为必见证，

全身倦怠好浮肿，
腰下冷感酸重疼。

【提要】

①腰以下有冷感、重压感、酸痛感。

②浮肿或平素好发浮肿，全身倦怠感。

③口中多清涎，干姜舌。

④本方证多见于体型肥胖及久居阴冷潮湿环境的患者，平素身困体重，关节肌肉易于酸重，易浮肿、便溏，舌苔白。这种体质，即属于前面介绍的"麻黄体质""黄芪体质"，即所谓湿性体质。一旦发病，多有眩晕、腰痛体痛、腹泻腹满、浮肿、动悸等症。故本方临床除用于治疗寒湿腰痛以外，还治疗浮肿、关节痛、腹泻等症，并多与麻黄类方、黄芪类方、附子类方等合用。

9

附子类方

01 · 阴寒体质

【歌诀】

形体偏胖肌肉松，

精神萎靡有倦容，

肤燥乏泽面黄晦，

目睛无神或浮肿。

唇舌干枯暗胖淡，

肢冷畏寒倦喜暖，

好静恶动便稀溏，

小便清长口不干。

【提要】

①四诊特征：形体偏胖，肌肉偏松，皮肤干燥，面色晦暗或暗黄、缺乏光泽，或有浮肿貌，目睛无神，精神萎靡，面带倦容，唇色暗淡干枯，舌质胖淡而暗，苔白润，腹肌松软，按之无力。

②常见症状：平时畏寒喜暖，四肢常冷，尤其是下半身冷，易疲倦，好静恶动，大便常稀溏不成形，口不干渴或渴不多饮而喜热饮，小便清长。

02 · 附子临床应用范围

【歌诀】

病中多汗四肢冷，

恶寒又见脉弱沉，

心音微弱腹满痛，

吐利伴见手足冷；

舌苔白滑血压降，

关节剧痛兼肿胀。

年老体弱慢性疾，

腰膝酸软更无力，

足背浮肿兼畏寒，

四肢逆冷肌肉挛，

心肾功能不全疴，

夜尿频多脉沉弱。

【提要】

①病程中出现多汗、四肢冷、恶寒、脉沉、心音微弱、血压下降者。

②呕吐、下利，伴见手足冷、腹痛、腹满、脉沉弱、舌苔白滑者。

③关节的剧烈疼痛、局部肿胀、肌肉拘挛、运动受限、四肢逆冷者。

④患慢性疾患，或年老体弱，有下半身冷、腰酸膝软而无力，或冷痛、足背浮肿、夜尿频、畏寒、脉沉弱等症者。

⑤慢性肾炎、心功能不全而伴全身功能衰弱症状，并有浮肿者。

03 · 附子证

【歌诀】

倦卧欲寐精神无，

膝下清冷畏寒厥，

脉象极细若有无，

或按至骨脉沉伏，

脉细如丝细弱脉，

或忽浮大脉力无。

【提要】

①精神萎靡，倦卧欲寐。此通过望诊可以观察到。患者神志虽然清楚，但精神非常疲惫，经常想睡觉，但睡不熟，

呼之即醒，状如朦胧。也有些患者门诊中但见疲惫貌，诉说病情时有气无力，或思维较慢。

②畏寒感，四肢厥冷，尤其是下半身、膝以下清冷。这是患者的自觉症状，若测体温，可见正常或低于正常，甚至有低体温者。

③脉微弱（脉形极细，按之若有若无）、沉伏（重按至骨方能按到）、细弱（脉细如丝，无力），或脉突然浮大而空软无力。

第2项此类脉象我们称之为"附子脉"，形象地说，就像漏气的气球，显得无力、干瘪、细软，均反映患者的阳气微弱，体力衰退，其循环系统的功能也比较差。若检查血压的话，可以见血压下降或偏低，听诊则可闻及心音低弱，心电图也会有异常。

④附子证与石膏证、黄连证、大黄证鉴别：石膏证身热、大汗、烦渴、舌干，黄连证身热烦躁、不眠、舌红苔黄腻，大黄证身热便秘、舌干焦，均为"实热证"；附子证身冷畏寒、精神萎靡、倦卧欲寐、脉沉细微弱，舌质淡，苔白滑润，为"虚寒证"。实热证称为"阳证"，虚寒证称为"阴证"，两者的性质完全相反。

04 · 四逆汤方证

【歌诀】

细软沉伏脉微弱,

浮大中空无力得,

畏寒肢厥下身冷,

精神萎靡欲寐卧;

舌体胖嫩舌质暗,

苔腻白滑或腻干。

【提要】

①四逆汤是附子类方中的回阳救逆方,历来都用于治疗疾病由阳转阴、由实转虚的阶段。此时临床出现一派寒象,如四肢逆冷、恶寒、精神萎靡、脉沉微弱等,犹如数九寒天,雨雪连绵,阴寒充斥,阳气式微,人体急需阳光。从有关四逆汤的条文可见,《伤寒论》中四逆汤主要用于大汗、大吐、大泻后,患者出现以下三种情况的场合:一是脉微弱、沉迟等"附子脉";二是四肢厥冷、拘急;三是恶寒,或身有微热,或腹内拘挛。根据后世经验,应用四逆汤不必拘于患者是否有汗、吐、泻的病史,凡是体质素弱、阳气素虚者,或年老者,或久病者,在疲劳、精神刺激、寒冷、失

血、发热等诱因作用下，也可以出现四逆汤证。

②四逆散证与四逆汤证的鉴别：手足厥冷是两者的共同指征，但方证性质有寒热虚实的不同。其一精神状态不同：四逆散证全身状态比较好，精神较饱满，思维清楚；本方证则精神萎靡，或状若朦胧。其二脉象不同：四逆散证的脉虽然细，但弦实有力；本方证则全属虚脉。其三舌象不同：四逆散的舌质红或暗红，多坚老，苔干黄；本方证的舌质淡或淡红、暗淡、舌体多胖嫩、苔多白滑或白腻。

③大承气汤证有时也可见四肢厥冷、脉微弱，与本方证易混淆。大承气汤证的腹证比较明显，且舌质干红，舌面焦黄，而本方证舌质淡或淡红、暗淡，舌体多胖嫩，苔多白滑或白腻；大承气汤证便秘，本方证多腹胀便溏，泻下物多清稀无臭。

05·四逆加人参汤方证

【歌诀】

神萎肢厥而恶寒，
食欲不振便溏兼，
心下痞硬或腹胀，

脉微弱沉迟苔干。

【提要】

①恶寒，四肢厥冷，精神萎靡。

②腹泻或便溏，腹胀或心下痞硬，食欲不振。

③脉微弱沉迟，苔干无津。

06 · 真武汤方证

【歌诀】

真武汤证神亦萎，

下身清冷倦欲寐，

更见畏寒四肢冷，

脉细弱沉伏弱微。

【提要】

①精神萎靡，面色黄暗，倦卧欲寐，畏寒，四肢冷，尤其是下半身、膝盖以下冰冷。

②脉微弱、沉伏、细弱。

③眩晕，甚至身体站立不稳。

④心悸，气短，肌肉跳动。

⑤身体困重，嗜睡，四肢沉重疼痛，腰痛，关节活动不灵活。

⑥小便少，大便不成形，腹胀腹痛，或恶心呕吐。

⑦全身浮肿，尤以下肢明显。

⑧或咳或喘，痰液清稀。

⑨舌淡胖，苔白滑或黑润。

以上①②项是必见症，③~⑨项中只要见有二三项者，就可以使用真武汤。

⑩真武汤证与苓桂术甘汤证鉴别。苓桂术甘汤证是桂枝证伴水饮证，故眩晕、心悸的同时，有气上冲胸、心下逆满等症，且发病甚急，常因为精神刺激诱发，过则相安无事；真武汤证是附子证伴水饮证，眩晕、心悸的同时，有恶寒、精神萎靡、脉沉微弱、腹满腹痛、四肢沉重疼痛等症。

07·阳虚水饮证

【歌诀】

阳虚水饮立不稳，

心悸气短晕肉瞤，

体困嗜睡四肢重，

关节不灵还腰疼，

溲少便溏腹胀痛，

或见呕恶面肢肿，

或见喘咳清稀痰，

面黄舌胖苔滑润，

脉多沉细无力空。

【提要】

①"心下悸，头眩，身瞤动，振振欲僻地"，张仲景寥
寥几笔，勾勒出一个因眩晕和心悸导致的全身颤抖、无法站
立的患者形象。同时，患者尚有消化道症状的腹痛、大便不
成形，并未服用泻下药却自动腹泻，所谓的"自下利"；也
有小便少、全身浮肿等水液潴留症状。患者往往感到四肢沉
重疼痛。有的患者可以出现咳喘，往往吐痰多而清稀如水；
有的患者则出现恶心呕吐、食欲不振等。这种人常常精神萎
靡，畏寒肢冷，均患有大病重证。

②本方证的舌象与脉象有比较明显的特征。其舌体多呈
胖大状，舌质淡红或淡白，舌苔白或灰黑，舌面比较润滑，
脉象多沉细，也有空大无力者。

③水饮病的表现很多，其所致病的范围绝不亚于瘀血。
有神经系统的症状，如头晕目眩、平衡失调、肌肉跳动；有

消化道症状，如腹泻腹痛、呕吐、食欲不振、腹胀；有循环系统症状，如心悸、气短；有呼吸道症状，如咳嗽、气喘、多痰；还有泌尿系统症状，如小便小利、浮肿；还有运动系统症状，如骨关节疼痛、肌肉无力、活动不利。

④治疗阳虚水饮，真武汤最有效果。其中附子是温阳的主力，能够振奋体内阳气；白术、茯苓利水，《伤寒论》中治疗小便不利、头眩、心悸、口渴等，必用此两药；芍药通血痹，解挛急，张仲景多用于腹痛、脚挛急等；生姜散水气，对呕吐、腹泻有效。这种方，是综合治理法，犹如在阴雨连绵的时节，既要拨云开日，又要决渎排涝，还要松土施肥，多管齐下，才能治理涝灾。

08 · 附子泻心汤方证

【歌诀】

里急后重便不通，

脘痞上腹部胀痛，

甚或昏厥心烦乱，

舌苔黄腻额汗冷，

或有肢冷血压降，

恶寒脉象微弱沉。

【提要】

①心下痞，或上腹部胀痛，大便不通或里急后重，心烦乱甚或昏厥，舌苔黄腻。

②恶寒汗出或额上冷汗，肢冷，脉沉微弱或血压下降。

10

半夏类方

01 · 半夏证

【歌诀】

面黄或灰暗，

呕吐恶心感，

舌苔滑或腻，

精神过敏兼。

【提要】

①面色黄或灰暗。痰病患者的面色多缺少正常的光泽，或黄黑，或灰暗，或虚浮貌。

②恶心或时有恶心感，甚至呕吐。有痰病的患者，大多有恶心呕吐或恶心感，或平素对厌恶的东西易引起恶心感，有精神过敏的体质倾向。

③舌上有滑苔或腻苔，且比较厚。若舌质光红无苔，且舌面干燥，或舌苔焦干，就不是半夏的适应证了。总之，舌面一定要腻滑。

02 · 小半夏汤方证

【歌诀】

恶心呕吐口不渴，

口多清涎嗽痰多，

心下振水胸膈满，

苔白滑腻或较厚。

【提要】

①恶心呕吐。

②口不渴或口不渴甚，或口多清涎，或咳嗽痰多质稀，或心下有振水音，胸膈胀满。

③苔白滑或白腻、较厚。

④若除恶心呕吐外，还有头痛、便秘、发热、腹痛、胸痛等症状的话，则需与其他方证相鉴别，因为大黄证、石膏证、附子证、黄连证临床上也常伴见呕吐。

03 · 温胆汤方证

【歌诀】

呕恶口苦口黏，

易惊多梦失眠，

心慌舌苔滑腻，

并见精神不安。

【提要】

①恶心，呕吐，口苦口黏。

②精神不安定，易惊，心慌，失眠，多梦。温胆汤证的
这些精神症状非常突出，且这些患者常有遭受惊恐等较强烈
的精神刺激的诱因，与中国民间所说的"胆小""胆怯""吓
破胆""胆战心惊"非常相似。因此，温胆汤可以称为"壮
胆药"。

③舌苔腻或滑。

04·大半夏汤方证

【歌诀】

朝食暮吐胃反重，
呕吐涎沫憔枯容，
心下痞硬大便干，
苔薄厚腻舌淡红。

【提要】

①反胃，朝食暮吐，呕吐物多涎沫。

②心下痞硬、大便干燥、形容枯憔。

③舌质淡红、苔薄腻或厚腻。

④本方证与小半夏汤证鉴别：小半夏汤证的痰饮证比较明显，故有不渴、呕吐清水、心下有水声、眩晕、动悸等；大半夏汤证的津液不足证比较明显，如形容枯憔、大便干燥等。大半夏汤证可见于食管痉挛、食管癌、胃肠神经症、幽门梗阻等病症，特别是体质虚弱、久病高年者多见。

05 · 半夏厚朴汤方证

精神刺激咽异感，

胸闷气塞咳嗽喘，

或见痰多或腹胀，

恶心呕吐食欲减。

看其舌苔白厚腻，

询其口内腻而黏。

【提要】

①因精神刺激所致的咽喉异物感，胸闷气塞感。

②咳嗽气喘，痰多胸闷，或腹胀，呕吐恶心，食欲不振。

③舌苔多厚腻、白腻、口内黏腻。

06 · 半夏白术天麻汤方证

【歌诀】

眩晕头痛重压感，

浮肿易汗肉松软，

大便偏溏腹鸣胀，

舌大淡红苔腻兼。

【提要】

①头痛，眩晕，头重压感。

②肌肉松软，浮肿感，或经常浮肿，或易出汗。

③腹胀、腹鸣，大便薄或先干后溏。

④舌质红或淡红，舌体较大，苔腻或微黄腻。

⑤本方证与真武汤证鉴别：两者皆可用于治疗眩晕、浮肿，但在程度上有轻重的不同。一般来说，真武汤证要比本方病重，表现在：其一真武汤证的寒象重，如恶寒、身体痛、四肢逆冷、舌质淡白等，而半夏白术天麻汤证无此症状；其二真武汤证的体力低下，表现为精神萎靡，站立不稳，而本方证患者的精神状态比较好；其三真武汤证的浮肿比较明显，而本方的消化道症状比较明显。

07·半夏泻心汤方证

【歌诀】

上腹满闷胀疼轻，

恶心呕吐腹泻鸣，

舌苔薄腻或黄腻，

烦躁内热梦失眠。

【提要】

①上腹部满闷不适，有轻度胀痛，但按之无抵抗感。

②恶心、呕吐、腹泻、腹鸣等胃肠道症状。

③舌苔薄腻或黄腻。

④烦躁，内热感，多梦或失眠。

临床上，前3项是易见证，而第4项有的患者不明显或不以此为主诉，可以问一下其睡眠情况及精神状态。笔者经验，一般有胃肠疾患的患者常伴有睡眠障碍、焦虑、抑郁等精神心理症状，所谓"胃不和则卧不安"。特别是半夏泻心汤证的患者这种情况更为多见。所以，笔者对于有心下痞、呕吐、腹泻、舌苔黄腻的失眠或神经症的患者常用半夏泻心汤治疗，效果非常好。

⑤寒证与热证并存互见，是本方证的基本特点。其临床表现很难用单纯的热证或寒证来解释。如心下痞闷、腹部胀满遇寒则甚、不欲饮而见口渴、唇干、舌红、苔黄；也可以见心下痞痛，遇冷遇热均感不适；也可见大便或溏或秘，小便或清或黄。

张仲景50味药证歌诀

HUANGHUANG JINGFANG
ZHUJI SHOUCE

01 · 麻　黄

【歌诀】

麻黄证，主黄肿，兼咳喘，恶寒风，

无汗出，身痛疼，肤黄暗，乏光明。

体粗壮，肉酸疼，易着凉，易水肿，

鼻易塞，身沉重，舌体胖，苔厚应，

脉浮紧，有力征，小便少，"湿家"情，

若体瘦，唇咽红，虽无汗，亦禁用。

配黄芪，治肿疼，伍桂枝，减烈性，

汗多少，石膏行。大量用，消水肿。

配附辛，脉当沉，欲安全，久煎用。

【提要】

麻黄主治黄肿，兼治咳喘及恶寒无汗而身痛者。

①黄肿是指面色黄黯而浮肿者，是仲景使用麻黄的重要客观指征。

黄肿者的咳喘，用麻黄最为适宜。

②恶寒无汗而身疼痛者，是一组症状。恶寒，是不当风而有寒冷感；无汗，指皮肤干燥；身疼痛，是指全身性的疼痛感、困重感、拘紧感。临床有恶寒而体痛气喘者；有恶寒

而体倦，息微而脉沉迟无力；有始虽恶寒，后必肌肤发热者，有无汗而面目黄肿、精神困顿者。由于恶寒与身疼痛均为自觉症状，所以，无汗一症的鉴别很重要。

③患者多无汗或少汗，并且平素不易出汗，故反肤多干燥而粗糙，或如粟粒，或如鱼鳞。肤色多黄黯，缺乏光泽。

④仲景使用大剂量麻黄强调脉象，如大青龙汤证的脉象为浮紧。浮紧即有力，是患者心肺功能较好的一种反映。

⑤黄肿不是即时的一过性的症状，而应当理解为一种体质状态。《金匮要略》有"湿家"之说，参照"湿家"的特征，笔者提出"麻黄体质"的概念。

所谓"麻黄体质"，即容易出现麻黄证的体质类型：患者体格粗壮，面色黄黯，皮肤干燥且较粗糙；恶寒喜热，易于着凉，着凉后多肌肉酸痛，无汗发热；易于鼻塞、气喘；易于浮肿，小便少，口渴而饮水不多；身体沉重，反应不敏感；舌体较胖，苔白较厚，脉浮有力。

⑥如果体格羸瘦、唇红咽肿、脉象数促者，虽无汗也不适用麻黄。否则会导致心悸动、汗出过多甚至虚脱等毒副反应。

⑦麻黄配黄芪可能有助于退肿和治疗身痛。如浮肿而喘者，黄芪、白术、甘草配麻黄，方如防己黄芪汤；身痛而肿者，黄芪、乌头、芍药配麻黄，方如乌头汤。

⑧麻黄配桂枝则可减轻麻黄让人烦乱、心悸等副反应。

尤其是桂枝量大于麻黄的处方，应该是比较安全的。

⑨麻黄配石膏能调节发汗的强弱。越婢汤中麻黄、石膏的比例为 6∶8，石膏量大于麻黄，则不发汗而退肿。大青龙汤中麻黄石膏的比例为 6∶4（注：原书石膏无剂量，仅为"鸡子大"，50g 左右。据柯雪帆先生考证，《伤寒论》一两等于 15.625g，则鸡子大的石膏折合为四两左右），麻黄量大于石膏，则重在发汗。

⑩配伍附子、细辛治疗脉沉的无汗、水肿等，方如麻黄细辛附子汤、麻黄附子汤等。

02·附　子

【歌诀】

脉沉微，附子证，精神萎，畏寒冷，
便溏泄，腹满疼，或腹水，或水肿，
属阳虚，少阴病，脉紧弦，胁偏痛，
或有汗，脉兼硬，风湿搏，身烦疼，
开痹结，胸腹疼。面苍白、烦不宁，
全身疼，痛无定，胁腹痛，不满硬，
苔不腻，舌不红，口不渴，虚寒情。

面晦暗，目无神，语无力，身困重，

无上证，用需慎！共细辛，能止疼，

同干姜，止泻灵，苓术芍，利水雄，

麻桂草，疗身疼，和大黄，痛不通，

泻脉微，配人参，参姜草，多同用，

减其毒，增其功，欲救逆，须用生，

炮附子，能温经，小剂量，四肢冷，

用量大，关节疼。

【提要】

附子主治脉沉微与痛证。

（1）附子主治脉沉微，指脉形极细极微，按之如游丝，似有若无；或脉沉伏不出，重按至骨方得，或脉突然变得浮大而空软无力，此为附子证的特征。与这种脉象相伴而来的症状如下：

①神萎靡，极度疲劳感，声音低微。

②畏寒，四肢冰冷。

③大便溏薄或泄泻，泻下物多为不消化物，并伴有腹满腹痛等。

④浮肿，尤其是下肢的凹陷性水肿，有时可以出现腹水。如果检测血压，多见血压偏低，心功能与肾功能可能低下。所以，"脉微细"不能仅仅理解为一个症状，而立当理

解为是一种体质状态，这就是中医所谓的"阳虚"或"少阴病"。

（2）附子主治痛证。一是身体烦痛；二是胁下偏疼，胁下，包括了胁肋部、上腹部和腰胯部；三是胸痛；四是腹痛。此外，后世也将附子用于治疗头痛。妇人痛经也可使用附子。

附子所主治的痛证，其痛势剧烈，并出现以下几种情况：

①患者虽苍白虚弱，反而烦躁不安，全身疼痛而痛无定处，如一些肿瘤引起的疼痛、中枢性疼痛等。

②关节疼痛、拘急而冷汗直冒，如某些风湿性关节炎、腰椎间盘脱出、痛风等。

③胁腹大痛而腹部按之无硬满拒按，而且舌不红苔不黄腻者。

④胸痛彻背，四肢冰冷过肘及膝，如心绞痛等。

附子主治的以上二证之中，脉象沉微最为重要。虽然《金匮要略》大黄附子汤证的胁腹偏痛时，其脉紧弦，但这是疼痛之脉，待痛止则脉必沉。身体烦疼者，脉虽浮而按之多软。

（3）附子证决无恶热、口渴诸症。患者多面色晦黯或有轻度浮肿，目睛无神，言语无力，多思卧困重，无以上指征时，附子的使用要谨慎，不可过量。

（4）仲景用附子，止痛多与细辛同用，温阳止泻则与干姜同用，利水与白术、茯苓、白芍同用，身痛与麻黄、芍药、桂枝、甘草同用。配人参治大泻而脉微不出，配大黄治腹痛而大便不通。此外，仲景方中，附子、甘草、生姜同用者甚多。有实验表明，单用附子具有较大毒性，而四逆汤（附子9～12g，干姜6～9g，炙甘草12g）毒性大为减轻。

（5）生附子用于回阳救逆，方如四逆汤、干姜附子汤、白通汤等；炮附子用于温经止痛，方如附子汤、甘草附子汤、大黄附子汤等。用生附子，仲景必去皮，去皮有利于解毒。

（6）张仲景用附子，大剂量为3～5枚，多用于治疗关节疼痛或心腹大痛；小剂量为1～2枚，多用于治疗脉沉微、四肢逆冷等。临床使用附子，宜从小剂量开始，而后根据病人的反应及病情需要，逐渐增加用量。

03·乌　头

【歌诀】

乌头证，腹剧疼，关节痛，手足冷，
脉沉紧，舌淡红，苔白滑，用多准。

苔光薄，舌绛红，肤白瘦，当忌用。

伍生姜，减毒性，久煎煮，忌用生。

仲师传，蜜煎行，求安全，好医生！

【提要】

乌头与附子为同一植物的不同部位，故主治与附子相似。

①乌头多用于痛证，主治腹中剧痛，或关节疼痛而手足逆冷，脉沉紧者。其舌质多淡红，舌苔多白滑。

②若患者舌质红绛，舌苔光薄者，或肤白形瘦者，乌头当忌用或慎用。

③乌头毒性大，生乌头不可使用。使用市售的制乌头，也应配伍生姜、甘草，并应当久煎，方可服用。剂量也要严格掌握，切不可过量！

04·干 姜

【歌诀】

干姜证，口不渴，涎唾稀，多泡沫，

或虽渴，饮不多，苔白厚，滑腻或。

下利后，用之多，呕泻证，喘嗽疴，

腰冷痛，出血择，善配伍，用更多：

配附草，四逆悦，伍参术，理中得，

率苓术，愈肾着，配半夏，呕吐瘥，

同栀子，烦躁握，伍石脂，下脓血，

配辛味，止咳药，伍芩连，医寒格，

协蜀椒，除满痛，伍桂枝，腹痛挫。

【提要】

干姜主治多涎唾而不渴者。

①涎唾即涎沫，即唾液及痰涎。多涎唾者，即口内唾液较多，或咳吐痰涎较多，干姜所主的涎唾，多清稀透明，或多泡沫，患者多无口渴感，或虽渴而所饮不多。临床见此等证，其舌苔必白厚或腻，或白滑，舌面若罩一层黏液，即所谓"干姜舌"。

②干姜配甘草治呕吐、腹泻；加附子为四逆汤，加人参、白术为理中汤。干姜配半夏治呕吐；配栀子治下利以后身热烦躁；配桂枝治腹痛；配附子治下利厥冷脉微；配蜀椒治腹满腹痛；配赤石脂止下利脓血，配细辛、五味治咳；配白术、茯苓治腰冷痛；配人参、半夏治呕吐不止；配黄连、黄芩治心下痞而吐利。

05 · 生　姜

【歌诀】

论生姜，主呕恶，多涎唾，口不渴。

吐清水，腹雷鸣，心下痞，或腹疼，

药力微，少单行，伍桂枝，止胃痛，

羸瘦悸，胸腹痛，配半夏，吐水用，

伍橘皮，嗳胀行，配厚朴，除满灵，

伍吴萸，头腹痛，吐涎沫，浊上冲，

配大枣，增食功，理胃虚，复体能，

胃津亏，吐伤阴，夏麦伍，姜不行。

【提要】

生姜主治恶心呕吐。

①恶心呕吐，多伴有口内多稀涎，或吐出清水，患者口不干渴，甚至腹中有水声辘辘，即如《伤寒论》所谓的"胁下有水气，腹中雷鸣"。

②配伍：生姜很少单独应用，仲景配伍很多。生姜配桂枝健胃止痛，心悸羸瘦而胸腹痛者多用之；配半夏止呕，吐水者多用之；配橘皮亦止呕，对嗳气、腹胀者宜之；配厚朴除满，恶心、腹胀满者用之；配吴茱萸止痛，腹痛、头痛而

吐涎沫者多用之；配大枣理虚和胃，一可增加食欲，以恢复体力，如桂枝汤类方必用姜枣；二可防止苦药败胃，故仲景方中用之甚频，不仅黄连、黄芩的三泻心汤使用，就是泻下剂的大柴胡汤及厚朴七物汤，姜枣依然不忌。

③生姜的用量也要注意。凡专用于呕吐者，量宜大，仲景常用五两至半斤；若用于健胃理虚，则常用三两；若用于治疗腹痛热利或黄疸，则仅用二两以下，如麻黄连轺赤小豆汤用二两，黄芩加半夏生姜汤用一两半。

④生姜与干姜鉴别：生姜偏于呕吐，干姜偏于腹泻；生姜可发汗，干姜可化饮，两者又有散守之殊。

06·桂　枝

【歌诀】

桂枝证，气上冲，汗自出，恶寒风，
烦不安，关节疼，受惊恐，心悸动，
入寐难，夜多梦，体白瘦，腹薄硬，
腹急痛，阵发性；虚缓脉，用多中。
舌体柔，色暗红，苔薄白，舌面润。
若苔腻、舌绛红、质坚老，不当用。

心动悸，桂草苓，协龙牡，惊悸平，

如虚悸，人参同，咳逆悸，五味灵。

加附子，医身痛，配黄芪，主身肿，

伍饴糖，里急情，从麻黄，监制功，

协柴胡，透汗行，配桃黄，经可通，

参麦胶，理虚功。大剂量，心悸动，

伍麻黄，小量轻；体腹痛，剂量中，

用桂枝，小轻症；大重病，肉桂功！

【提要】

桂枝主治气上冲。

①气上冲是患者的一种自我感觉，主要有两个方面：一是上冲感：气从少腹上冲胸，病人的咽喉、胸膺部、腹部有突发性的气窒感、胀痛感，甚至呼吸困难、喘促、出冷汗、烦躁乃至晕厥；二是搏动感：自觉心悸，按压后舒适，或病人全身出现搏动感或感觉到明显的脐腹部跳动感，甚至晕厥。此外，颈动脉的搏动感，也可以看作是气上冲。循环系统许多疾病如心肌病、心脏瓣膜病、心功能不全、心律不齐、低血压、心力衰竭等，以及消化道疾病等均可以出现气上冲样的综合征。

②气上冲与惊恐相关。这种惊恐，多伴有冷汗淋漓、心悸、入夜多梦或多恶梦，男子易出现性梦、早泄等，女子多

为梦交、带下淋漓等。仲景常用桂枝加龙骨牡蛎汤，或用桂枝甘草龙骨牡蛎汤。

③气上冲多还与腹痛相关。腹痛呈阵发性，也伴有多汗、心悸等，患者多消瘦、腹壁薄而无力，但按之表皮较硬，所谓"腹中急痛"。仲景常用桂枝加桂汤或桂枝加芍药汤、小建中汤等。

④桂枝证的汗出，一种情况为服用麻黄等发汗药物以后，汗出如洗，并伴有心悸、烦躁不安、乏力等；一种是自动出汗，即天气并不热，也未服用发汗药物，但尚微微汗出，而汗出又恶风畏寒、关节疼痛、烦躁不安等。前者可用桂枝甘草汤，后者则用桂枝汤。由于误用麻黄常导致心悸、汗多厥逆，所以，配伍桂枝以防止汗多亡阳，是仲景的用药原则，如大青龙汤、麻黄汤、葛根汤等。

⑤桂枝证的脉象以虚缓为多见。所谓虚，指脉无力；所谓缓，指脉不数，有时相反较慢。

⑥桂枝证多见舌质淡红或黯淡，舌体较柔软，舌面湿润，舌苔薄白，笔者称之为"桂枝舌"。如舌红而坚老者，或舌苔厚腻焦黄者，或舌质红绛无苔者，则桂枝一般不宜使用。

⑦桂枝的配伍。桂枝、甘草是平冲定悸的主药，但配伍不同，主治也不同。桂枝、甘草、茯苓为动悸；桂枝、甘草、龙骨、牡蛎是惊悸；桂枝、甘草、人参、麦冬是虚悸；

桂枝、甘草、五味子是咳逆而悸。

治疗自汗，桂枝汤治脉弱、自汗；桂枝加附子汤治身痛、自汗；桂枝加黄芪汤治身肿、自汗。

治疗疼痛，桂枝、附子、甘草是汗出恶寒、骨节痛；桂枝、芍药、黄芪是汗出、身肿不仁痛；桂枝、芍药、甘草、饴糖是虚劳里急、腹中痛。桂枝、甘草配麻黄，则无大汗亡阳之忧；桂枝、甘草配柴胡，则有发汗透邪之功；桂枝、大黄、桃仁活血，用于少腹急结、月经不利者；桂枝、甘草、人参、麦冬、阿胶理虚，用于虚羸短气、脉结欲绝者。

⑧桂枝用量：仲景用桂枝有三个剂量段：大剂量（五两）治疗心悸动、奔豚气等；中等剂量（三至四两）治疗腹痛或身体痛；小剂量（二两）多配伍麻黄治疗身体痛、无汗而喘等。所以，桂枝用于心脏病，必须量大，可用12～15g，甚至达30g。

07 · 芍 药

【歌诀】

芍药证，主挛急，行走难，足无力，
下肢挛，伸不利，抓药证，疗效提。

阵发性，痉挛急，位不定，皆可与，
腰肢痛，难步履，腹急痛，大便秘，
如栗下，最相宜，消水肿，通利机。
腹肌紧，腹皮急，兼余症，皆可与，
肉松软、大便稀、无腹痛，不可与。
配甘草，缓痛基，伍枳实，胃动力，
同黄芩，热利息，若加桂，腹痛急，
脉弱悸，中焦虚，加附子，脉沉微，
伴身痛，属阳虚。配苓术，利水剂，
经不调，伍芎归，全身肿，姜附齐。
大剂量，腹痛急；二三两，非主剂。

【提要】

芍药主治挛急，尤以脚挛急、腹中急痛、身疼痛为多。

①脚挛急，其表现为下肢屈伸不利，或经常出现下肢肌肉痉挛，特别是腓肠肌痉挛。患者常诉说下肢肌肉疼痛，步履困难，对这一特征，笔者称为"芍药足"。伴有脚挛急的疾病，都可以考虑使用芍药。

②腹中急痛，为腹痛呈痉挛性、阵发性，其部位有在上腹部者，有脐周者，也有下腹部者，或腹痛连及腰背者，或腹痛连及阴部者。另外，膈肌痉挛、尿道括约肌痉挛、阴道痉挛、面肌痉挛、支气管痉挛等虽没有明显的疼痛，但也可

以考虑使用芍药，也就是利用芍药"缓急"的功效。

③身疼痛，多为腰背酸痛、四肢疼痛，严重的可以导致步履困难，如坐骨神经痛也表现为痉挛性。

④芍药兼治便秘，腹急痛伴有大便秘结如栗状者，最为适宜。笔者经验，芍药量至 30g 以上，就有通大便的作用。芍药通便，多与大黄并用。

⑤芍药证多见于一种痉挛性体质，患者易于腹痛，易于便秘，易于肌肉痉挛。其体型胖瘦皆有，但多肌肉坚紧，尤其是腹壁肌肉比较紧张。临床上若见肌肉松柔者，大便不成形、日行多次而无腹痛者，就应慎用芍药。

⑥芍药配甘草，是缓急止痛的基本方。加枳实，可治腹痛而便秘者，是胃肠动力剂；加黄芩，可治腹痛而腹泻者，并能用于便血、痛经，是清热止痛剂；加桂枝或肉桂，可治中虚腹痛，其人动悸而脉弱；加附子，可治阳微身痛，其人恶寒而脉沉。配白术、茯苓，是利水剂，如月经不调者，配当归、川芎；如腹水、全身浮肿者，配附子、干姜。

⑦芍药用量：以腹中急痛为主证的，芍药要大量，四至六两；如果配合附子，或配合黄芩等，或配合桂枝，或配合黄芪、桂枝，则不必大量，二至三两即可。

08 · 甘 草

【歌诀】

甘草证，赢瘦形，气液馁，肤枯情，
口舌糜，咽中疼，刺激咳，心悸动，
逆上冲，躁急痛，和诸药，解毒雄。
审经方，非泛用，欲高效，合理用。

【提要】

甘草主治赢瘦，兼治咽痛、口舌糜碎、心悸、咳嗽以及慢性病的躁、急、痛、逆诸症等。

①赢瘦，是使用甘草的客观指征之一。《伤寒论》中凡治疗大汗、大下、大吐以及大病以后的许多病症的方剂，大多配合甘草。吐、下、汗后，气液不足，必形瘦肤枯。以赢瘦为主要特征的疾病，如肺结核、慢性肾上腺皮质功能减退症、慢性肝炎、肝硬化、艾滋病等，可大量使用甘草。

②咽痛是甘草主治。这种咽喉的疼痛感，多伴有干燥感、热灼感，局部多充血、红肿。以咽喉、口舌疼痛为特征的疾病，如急性咽喉炎、喉头水肿、口腔黏膜溃疡、白塞病等。

③甘草可治口腔黏膜病。《金匮要略》甘草泻心汤，是

治疗"蚀于喉为惑，蚀于阴为狐"的狐惑病的专方，现在用于治疗复发性口腔溃疡、白塞病。其他黏膜溃疡，也可使用甘草。

④咳嗽，也是黏膜刺激症状，甘草同样适用。以咳嗽为主诉的疾病，如急慢性支气管炎、咽喉炎、肺结核等，甘草可配伍桔梗、柴胡、黄芩、麦冬等，方如桔梗汤、小柴胡汤、麦门冬汤。

⑤单味甘草治疗心悸，在《本草纲目》上就有记载。《伤寒论》中以甘草配合桂枝，治疗发汗过多以后，患者出现的心悸。对"脉结代，心动悸"者，用甘草配伍桂枝、地黄、麦冬、阿胶等，方如炙甘草汤。以心动悸为主诉的疾病，如早搏、心动过缓、窦房结综合征、心肌炎、心脏瓣膜病、心房纤颤等，常配桂枝、茯苓、人参等，代表方是炙甘草汤。

⑥甘草治杂病多见躁、急、痛、逆诸证。此躁，为情绪不安定，变化无常、烦躁、多动，如甘麦大枣汤证的脏躁。此急，为急迫、挛急、拘急之症，如芍药甘草汤证的脚挛急。此痛，为一种挛急性、绞窄样、紧缩性的疼痛，如茯苓杏仁甘草汤证的胸痹、甘草粉蜜汤证的心痛等。此逆，为吐逆、冲逆、气逆，如橘皮竹茹汤证的哕逆、桂枝甘草汤的气上冲等。以上证候的发生，多见于形瘦肤枯、舌淡脉细者。如体胖浮肿、舌苔厚腻者，甘草应慎用，尤其不可过量，否

则易于出现胸满、浮肿加重、头晕等。

⑦甘草还是古代救治食物中毒或药物中毒者的主要药物。传统认为甘草能解乌头、附子、南星、半夏、马钱子以及一枝蒿的毒。实验证明，甘草对组胺、水合氯醛、升汞、河豚毒、蛇毒、白喉毒素、破伤风毒，均有解毒作用。综上所述，甘草证以体型羸瘦为客观指征，主治病症以干枯性（羸瘦）、痉挛性（肌肉痉挛、绞痛）、刺激性（咽痛、黏膜溃疡）、躁动性（心悸、脏躁）、突发性（中毒、外科感染）为特点。

⑧甘草的配伍非常复杂，但非常重要，合理的配伍有利于提高疗效。甘草的用量有很大的变化空间，完全根据病情以及配伍而定。

09·大　枣

【歌诀】

用大枣，主安中，通九窍，大惊悚，
补气津，胃气平，和百药，四肢重，
同草麦，脏躁宁，伍生姜，咳呕平，
食欲差，均可用，入泻剂，养正功。

【提要】

①《神农本草经》谓大枣"主心腹邪气，安中养脾，助十二经，平胃气，通九窍，补少气，少津液，身中不足，大惊，四肢重，和百药"。

②大枣配甘草主治动悸、脏躁；配生姜主治呕吐、咳逆；配泻下药可保护胃气。所谓动悸，指胸腹部的搏动感，既有心悸动，也有脐下动悸。脏躁是《金匮要略》上的病名，与癔症相似，表现为无故悲哭而不能自制。临床所见，凡动悸者，脏躁者，多形体瘦弱，舌淡脉细，故使用大枣、甘草为主药的方剂，要注意辨清脉舌。

③大枣、生姜所治者甚广，不必拘泥于形瘦舌淡，只要有呕吐、咳逆者，食欲不振者，均可使用。至于用葶苈、大戟、甘遂等猛烈的泻下药时，必配大剂量的大枣。

④大枣一般不配麻黄。张仲景治疗胸闷气喘一般不用大枣，这恐怕与"甘能令人中满"有关。不过，葶苈大枣泻肺汤除外。

⑤治疗关节痛的麻黄方也少用大枣。麻黄汤、麻黄附子汤、麻黄附子细辛汤、桂枝芍药知母汤均不用大枣，可能大枣大量服用能妨碍麻黄发汗功效的发挥。

⑥大枣甘甜，作为能量补充，张仲景对体质瘦弱的虚劳患者，常常大量使用大枣，最大量达 30 枚，方如炙甘草汤、橘皮竹茹汤。另外，治疗"虚劳诸不足"的薯蓣丸，大枣用

百枚，也是大剂量使用。

10 · 细　辛

【歌诀】

细辛证，恶寒冷，口不渴，小便清，

脉迟缓，厥冷疼，苔白滑，舌淡红，

饮咳逆，姜味同，四肢冷，归桂行，

合乌附，痛剧重，入汤剂，可重用，

丸散法，量必轻。若热渴，苔少红、

咳无痰、咽干痛，虽肢冷，当慎用！

【提要】

细辛主治恶寒不渴，兼治咳、厥冷、疼痛者。

①所谓恶寒，指患者恶寒喜暖，四肢厥冷，患者往往虽夏日而厚衣，或稍受风寒则冷气入骨、全身拘急不适。所谓不渴，指口不干渴，唾液清稀且量多，甚或自觉口内有冷气，唾液咽下也觉冰冷。凡恶寒不渴之人，多精神不振，喜卧懒言，小便清长，脉象或缓或迟。其舌质淡红，舌苔白滑，上罩一层稀滑黏液，笔者称为"细辛舌"。以上为使用

细辛的必见证。

②细辛兼治证：或咳者，痰液清稀量多，或多泡沫，或有清涕如水；或厥冷者，则四肢冷且痛，遇冷尤剧；或痛者，多为头痛、身痛、腹痛、胸背痛以及咽痛、齿痛、目痛等。

③细辛治咳逆上气，多配干姜、五味子；治疗四肢厥冷，多配当归、桂枝，其舌质必淡红；治疗疼痛剧烈者，多配附子、乌头、肉桂、干姜等。

④细辛与附子鉴别：两者均用于恶寒而疼痛者，但附子能回阳救逆，用于脉伏不出时，而细辛只能化饮，不能救人于危难之际。细辛证必有水，如痰涕清稀，或舌苔水滑，精神状态较好；附子证则必有寒，如关节拘急疼痛、恶寒、精神状态较细辛更萎靡。

⑤细辛与干姜鉴别：均用于不渴而苔滑者，但细辛能止痛，干姜能止吐利；细辛偏于神经系统，干姜偏于消化系统。

⑥仲景用细辛，入汤剂量大，多用二至三两；入丸散剂量小，仅一两。但从配附子、乌头量小，多在二两以下，如真武汤仅一两；配干姜、桂枝等则量大，多为三两。

⑦细辛适用于恶寒口不渴者，如身热汗出口渴者，舌红少苔者，干咳无痰咽痛者，四肢厥冷而心胸烦热者，细辛当慎用。

11 · 吴茱萸

【歌诀】

吴萸证，头腹痛，呕涎沫，手足冷，

脉多细，久寒情，呕胸满，痛巅顶，

疼较重，伴恶心，或腹泻，液多清。

【提要】

吴茱萸主治腹痛、头痛而干呕、手足厥冷、脉细者。

①疼痛为主症，其中腹痛、头痛较多见，也有胸痛者。腹痛为一种持续性的胀痛或钝痛，部位以上腹部、下腹部多见；头痛常常出现在头顶，其疼痛程度较重，常常伴有恶心呕吐，有的吐出大量清稀的涎唾，或吐出酸水苦水，或进食后即刻吐出等。也有伴有腹泻者。由于疼痛剧烈，常常四肢冰冷。患者对寒冷敏感，寒冷刺激常常引起发作。脉细是其特征。

②吴茱萸与白芍鉴别：两者都治腹痛，吴茱萸所治腹痛，为持续性的胀痛，甚至胀痛如锥刺，并多伴有干呕、厥冷而舌苔白厚；芍药所治腹痛呈痉挛性，为阵发性，并多伴有便秘，舌苔一般不厚。

③吴茱萸与细辛鉴别：都治头痛，其人也多恶寒，吴茱萸所治头痛，多伴有呕吐清涎、胸满腹痛，偏于消化道；细

辛所治头痛多伴咳吐清涎，或鼻流清涕，偏于呼吸道。吴茱萸与附子鉴别：干呕、手足厥冷、脉细，两证相似，但附子证脉必沉微，而吴茱萸证则不然，脉象多细而弦。

12·柴　胡

【歌诀】

柴胡证，胸胁满，怕风冷，往热寒，
呕发热，或心烦，不欲食，默默然，
情郁闷，柴胡眼，柴胡带，身侧偏，
体偏瘦，面黄黯，肌坚紧，舌偏干，
对气温，多敏感，肢常冷，主诉繁，
女性多，经色黯，有血块，腰痛酸，
双乳房，胀经前，查诸脉，多细弦，
"劫肝阴"，偏概全，重药证，用安全。

【提要】

柴胡主治往来寒热而胸胁苦满者。凡胸胁苦满、往来寒热而兼呕者，或兼四肢逆冷者，或兼默默不欲饮食者，均为柴胡主治范围。

①往来寒热，主要指患者的自我感觉，即一种寒热交替

感，或忽而恶风怕冷，肌肤粟起，忽而身热而烦；或心胸热而四肢寒，或上部热而下体寒，或半身寒，半身热。这种寒热交替感还包括对温度变化的自我感觉过敏，如特别畏风、怕吹空调等。再推而广之，对湿度、气压、光照、气候、居住环境、音响、气味的变化过敏乃至心理的过敏都可以认为是往来寒热的延伸。

②胸胁苦满，一是指患者有自觉的胸膈间的气塞满闷感和胁肋下的气胀填满感，患者常常伴有上腹部不适感、腹胀、嗳气等躯体症状。二是指他觉指征，如沿肋骨弓的下端向胸腔内按压，医生指端有抵抗感，患者也诉说有胀痛不适感。此外，胸胁部的肿块也属于胸胁苦满的范畴，如乳房的胀痛与结块、分泌异常、腋下的肿块等。

头面肩颈身体两侧部位的疼痛、肿块等，也可归属于胸胁苦满的范畴，如偏头痛、耳部疾患、肩颈部的酸痛、胸锁乳突肌的疼痛、甲状腺的肿胀、耳疾以及腰胯部的疼痛、腹股沟的肿块、疼痛等。笔者将胸胁部、身体的侧面、腹股沟等部位称为"柴胡带"。

③经常伴随往来寒热、胸胁苦满而出现的是呕、四肢冷、默默不欲饮食、发黄等临床表现。《伤寒论》中有"伤寒中风，有柴胡证，但见一症便是，不必悉具"的经验之谈。这里的"柴胡证"，即往来寒热而胸胁苦满。也就是说，在有往来寒热而胸胁苦满的同时，只要见有呕、四肢冷、默默不欲饮食、发黄中一症者，即可使用柴胡剂。

④柴胡证的或然症较多，提示柴胡证的覆盖面很大，其所主治的不仅仅是一个症状，而是一种体质状态。

笔者发现以下的患者比较容易出现柴胡证，使用柴胡类方也比较有效。其特征如下：外观体型中等或偏瘦，面色微黯黄，或青黄色，或青白色，缺乏光泽。肌肉比较坚紧，舌质不淡胖，舌苔正常或偏干，脉象多弦细。主诉以自觉症状为多，对气温变化的反应敏感，或时有寒热感，情绪的波动较大，食欲易受情绪的影响，胸胁部时有气塞满闷感，或有触痛，四肢常冷。女性月经周期不齐，经前多见胸闷乳房胀痛结块，烦躁、腹痛腰酸、经血黯或有血块。笔者将此类患者称为"柴胡体质"。

⑤关于柴胡的毒副反应，有人报道过量服用柴胡可以导致血压升高、恶心呕吐、水肿、少尿或无尿。笔者在使用柴胡及其类方多年，尚未发现明显毒副反应。偶见有些患者服用柴胡后出现轻度腹泻。中医界有"柴胡劫肝阴"的传言，这是不符合临床实际的。

13·半　夏

【歌诀】

半夏主，呕不渴，咳喘悸，咽异格，

兼咽痛，失音疴，营养好，肤腻色，

或黄黯，乏常泽，易恶心，"呕家"诀，

体不羸，肥胖多，症怪异，疑虑多，

舌偏厚，齿痕舌，有白线，著舌侧，

常恐高，晕船车，咽喉证，伴见多。

【提要】

半夏主治呕而不渴者，兼治咽痛、失音、咽喉异物感、咳喘、心下悸等症。

①呕有恶心、干呕、喜呕、胃反之分，均为半夏主治，但患者大多不渴。如果患者有严重的口渴感，或者舌面干燥无津，虽然有呕吐，也不宜使用半夏。

呕，看作是一种体质状态。仲景有"呕家"的提法。呕家的具体特征：营养状况较好，目睛有光彩，肤色滋润或油腻，或黄黯，或有浮肿貌，但缺乏正常的光泽；形体不羸瘦，肥胖者居多。主诉较多而怪异，多疑多虑，易于精神紧张，情感丰富而变化起伏大，易于出现恶心感、咽喉异物感、黏痰等。脉象大多正常，或滑利。舌象多数正常，或舌苔偏厚，或干腻，或滑苔黏腻，或舌边有两条由细小唾液泡沫堆积而成的白线，或有齿痕舌。这种体质，笔者称之为"半夏体质"。

②半夏兼治咽痛、失音、咽喉异物感、咳喘、心下悸等症。其中咽喉异物感最有特点，即所谓"妇人咽中如有炙

窬"。此外，胸闷，有压迫感、堵塞感、痰黏感等，也可归于咽喉异物感，并常常导致恶心呕吐。这成为使用半夏的重要特征。

③半夏与甘草鉴别：二味药均治咽痛，半夏所治的咽痛，咽喉常有异物感或黏痰、多恶心；甘草所治的咽痛以红肿干痛为主。

④半夏与干姜鉴别：均治不渴而呕吐，舌苔多腻，但两者主治有上下之别，半夏主治以咽喉部的异物感，胸部的重压感为主；干姜主治以呕吐涎水、腹泻呈水样便为主。

⑤张仲景用半夏有两个剂量段，大量（二升）主治呕吐不止，小量（半升）主治咳喘、失音、心悸、恶心等，或配麦冬。现代有人则认为小量（15g左右）止呕，中量（20～30g）催眠，大量（40g）止痛。

14·黄 芪

【歌诀】

黄芪证，汗出肿，肌无力，关节痛，
身觉沉，动不灵，尊荣人，肌肉松，
面黄白，隐黄红，或黄黯，乏光荣，
水肿貌，目无神，腹无力，水囊形，

舌淡胖，苔多润，易过敏，且畏风，

大便稀，不成形，肢麻木，血运停，

大剂量，黄汗肿，身不仁，量用中，

补不足，小量行，慢调体，缓收功。

面白瘦、肉坚紧、咽肿痛，要慎用。

【提要】

黄芪主治汗出而肿、肌无力者。

①黄芪证的汗出，程度比较严重，常常衣被尽湿，有的可以见到汗渍发黄；有的进餐时出汗甚多，以上半身为显著。有的白天自汗以外，入夜也出汗，表现为一觉醒来，周身如浸在水中。临床上有些患者并不以汗出为主诉，但通过问诊，可以了解到患者平时汗出比较多，稍有体力活动，就容易出汗。

②黄芪证的肿，主要为全身性的浮肿，但以下肢为明显。由于体位的变化，早晨面部有浮肿，而下午则下肢浮肿。有些人虽无明显的浮肿，但肌肉松软，犹如浮肿貌。由于浮肿，患者常常自觉身体沉重，活动不灵活，关节重痛。

③肌无力，既是一种症状，更是一种体质状态。《金匮要略》中的"尊荣人"就是肌肉松软无力，比较适用黄芪的体质。其外观特征为：面色黄白或黄红隐隐，或黄黯，都缺乏光泽；肌肉松软，浮肿貌，目无精彩；腹壁软弱无力；舌质淡胖，舌苔润。平时易于出汗，畏风，遇风冷易于过敏，

或鼻塞，或咳喘，或感冒；大便稀溏，不成形，或先干后溏；易于浮肿，特别是足肿，手足易麻木，皮肤黄黯，易于感染或溃疡。另外，此类患者多能食、贪食，但依然无力。这种患者，笔者称之为"黄芪体质"。

④腹证是成人黄芪证的鉴别关键。患者腹部松软，腹肌萎缩而脂肪堆积，肚脐深陷，按之无抵抗感以及痛胀感，可称之为"黄芪肚"。

⑤黄芪证与桂枝证鉴别：都有汗出，黄芪证是汗出而肿，常有身困重；桂枝证是汗出而不肿且气上冲，常有关节冷痛。如汗出而肿、肢体麻木疼痛者，黄芪、桂枝可同用。

黄芪证与麻黄证均有肿，但前者有汗，而后者无汗。治疗关节疼痛而浮肿者，两者也可同用。

⑥黄芪用量，如用于治疗浮肿，量可达 60～100g；治疗半身不遂，骨质增生疼痛等，可用 30～60g；用于上消化道溃疡，可用 15～30g。黄芪是内伤杂病的用药，须久服方能见效。

⑦面白形瘦、肌肉坚紧、平时咽喉易于红肿疼痛、大便秘结者，黄芪慎用，尤其不可大剂量使用，使用不当，可有腹胀气等副反应。

15 · 白　术

　　白术证，下利渴，心下满，约小溲，
　　伴水肿，短气病，兼冒眩，泽泻合，
　　四肢沉，疼痛诀，头昏花，坐舟车，
　　动易汗，懒工作，饮水后，食不多，
　　胃内胀，如壅塞，大便稀，不黏臭，
　　舌胖大，舌质淡，苔薄白，用之合。

【提要】

　　白术主治渴而下利者，兼治冒眩、四肢沉重疼痛、短气、心下逆满、小便不利、浮肿。

　　①渴，指自觉的渴感，想饮水，想饮热开水，但喝不多，或漱口而已。心下部常常痞满不适，喝水后更难受，胃内发胀，有水声，甚至吐水，或多喝水以后常常出现面部轻度浮肿。

　　②下利，即腹泻，大便呈水样，或大便溏薄不成形、粪体松散而不黏臭，或先干后溏。渴而下利，是使用白术的必见证。如口渴而大便干结如栗，或烦渴引饮，均非白术主治。

　　③冒眩，即身体困重，头晕眼花，常常眼前发黑。四肢

沉重，或腰腹沉重，或有关节疼痛。患者肌肉松软，常诉说身体困重，懒于活动，动则易出汗。短气，即气短无力，易于疲乏倦怠，稍动则气喘吁吁。心下逆满，指上腹部发胀，尤其是在喝水以后，食欲不振，甚至吐水或清涎。小便不利，是指小便的量少及排泄不畅。

④使用白术不论体型胖瘦，但患者多呈黄肿貌，肌肉松软，容易浮肿；特别是早晨尤为明显，如眼睑浮肿。另外，必见舌体胖大而淡，或有齿痕，或舌面白苔，或舌面水滑。

白术与黄芪均能利水，均可治疗浮肿、小便不利、口渴、眩晕等症，但黄芪主治在表之水，故浮肿、汗出比较明显，而白术主治在里之水，故以口渴、眩晕、身重、大便性状改变明显。

16 · 茯 苓

【歌诀】

茯苓证，主眩悸，口中渴，溲不利，
口少津，思饮意，饮忌多，致短气，
饮后吐，名水逆，溲不畅，尿痛急，
伴水肿，或便秘。用茯苓，重察舌，
舌胖大，齿痕多，舌多润，用之得。

入汤剂，量大乐，配散剂，小量合。

【提要】

茯苓主治眩悸、口渴而小便不利者。

①眩：一为眩晕，指患者出现旋转感、上下或左右晃动感、倾斜感、地动感、如坐舟中感等，多伴有恶心呕吐；一为幻觉，即有视物怪异感、恐怖感、恍惚感等，多伴有惊悸、多恶梦等。

②悸：指跳动，如心慌、心悸、脐腹动悸、肌肉跳动等。眩悸者，常常伴有心神不安、多梦易惊、恍惚健忘等精神神经症状。

③口渴及小便不利：其渴感并不严重，惟口内少津而思饮，虽饮而不多，多饮则觉得胸腹胀满而短气。或口渴与呕吐并见。所谓小便不利，即小便的量、排尿次数等发生异常，如小便量少，尿次减少或小便不畅，出现尿痛、尿急等症状，并可伴有浮肿。小便次数不多且量少，同时大便多溏薄或如水样，或虽便秘而先干后溏。患者常见浮肿，或浮肿貌。

④使用茯苓，必须察舌：其人舌体多胖大，边有齿痕，舌面较湿润，笔者称之为"茯苓舌"。胖人舌体大，固然多茯苓证；瘦人见舌体胖大者，茯苓证更多见。

⑤茯苓证与白术证颇多相似之处，故仲景使用茯苓多与白术同用。所不同之处，白术重在治渴，而茯苓重在治悸。

故前人称白术能健脾生津，而茯苓则能安神利水。

⑥仲景使用茯苓多入复方。配半夏治眩悸，配白术治疗口渴，配猪苓泽泻治疗小便不利，配桂枝甘草治疗脐下悸。

⑦ 仲景使用茯苓，汤剂用量较大，尤其是用于悸、口渴吐水以及四肢肿等，如茯苓桂枝甘草大枣汤用至半斤，茯苓泽泻汤也用至半斤，防己茯苓汤则用至六两。而用于散剂，则用量甚小。

17·猪　苓

【歌诀】

猪苓证，主溲约，尿量少，次数多，

或次少，不定色，伴涩痛，或热灼，

不适感，淋病诀，伴水肿，带血或。

【提要】

猪苓主治小便不利者。

①小便不利，即小便量少，次数或多或少，颜色或浓或淡，大多伴有排尿涩痛，或排不爽等不适感。这种病证，亦称为"淋"。同时，多有浮肿。

②仲景猪苓方仅三方，三方均有猪苓、茯苓，主治小便

不利。茯苓配伍面较广，可与黄芪、白术、桂枝、附子、半夏、厚朴、柴胡、猪苓、泽泻、人参、甘草、干姜、芍药等药物同用，可治眩悸、下利；但猪苓配伍面窄，仅与茯苓、泽泻、滑石、阿胶、桂枝、白术同用，多用于治疗小便不利。

③猪苓治发热、小便不利而黄短，多配滑石；尿血，配阿胶；口渴、小便不利，配茯苓、泽泻。

18·泽 泻

【歌诀】

泽泻主，冒眩渴，有渴感，饮不多，
恶凉饮，但喜热，尿量少，面虚浮，
面色黄，肉松软，体肥胖，动气短，
舌体大，质红淡。

【提要】

泽泻主治冒眩而口渴、小便不利者。

①眩冒，即头晕目眩，并觉有帽在头，有重压感、沉重感，也有如物蒙罩，眼前发黑等。

②口渴，即有渴感，但不能多饮水，或只能饮热水，否

则，上腹部发胀。

③小便不利，为小便量少。

④患者多见面目虚浮，或下肢浮肿。其人面色多黄黯，肌肉松软，体型肥胖，动则气短。其舌体多偏大，质淡红。

⑤仲景用泽泻，多与白术、茯苓、猪苓合用，主治小便不利。四药的区别在于：泽泻主冒眩，白术主渴，茯苓主悸，猪苓主淋。泽泻配白术主治眩冒而渴，配茯苓治冒眩而悸，配茯苓猪苓治小便不利、眩悸而渴。

19 · 防　己

【歌诀】

防己证，下肢肿，按如泥，伴腰痛，
膝疼痛，难活动，腹喘满，身困重。

【提要】

防己主治下肢浮肿。

①其肿多为按之如泥，并可伴有腰痛腰重、膝关节疼痛或活动不利、身体困重乃至腹满、喘促等症。

②浮肿如为一身悉肿，则多为麻黄证，方如越婢汤证或麻黄加术汤证；如独足肿，多有足屈伸不利，为芍药证，方

如芍药甘草汤；两下肢浮肿，则多为防己证，方如防己黄芪汤、防己茯苓汤等。

③防己与泽泻都可治疗浮肿、小便不利，但泽泻治眩冒，防己治关节疼痛，主治有上下之别。防己与黄芪均可治疗浮肿，两者常配合使用，其区别在于，黄芪治汗出而肿，范围较广；防己主治面较窄，仅为下肢肿而关节疼痛。

④传统上认为汉防己治水，多用于浮肿；木防己治风，多用于关节痛。传统认为防己苦寒，不宜大量使用。近来发现马兜铃科植物的广防己有导致肾功能损害的可能。

20 · 滑　石

【歌诀】

滑石证，溲赤约，尿不爽，量不多，
伴涩痛，尿黄色，小便少，主因热。

【提要】

滑石主治小便不利而赤者，即小便不爽、量少、涩痛，尿色黄或深黄。

《圣济总录》以单味滑石治热淋，小便赤涩热痛;《广利方》以单味滑石治小便淋结，脐下兼痛;《产乳集验方》以单味滑石治小便不通。《伤寒标本》以滑石、甘草治身热吐痢泄泻、下痢赤白、癃闭、石淋以及烦热心躁、腹胀痛闷、口疮、牙齿疳蚀、中暑、伤寒、疫疠等病症。近代名医张锡纯说："因热小便不利者，滑石最为要药。"其常用滑石与生山药煎汤，治发热、泄泻以致小便不利、黄短者（《医学衷中参西录》）。

21 · 葛　根

【歌诀】

葛根证，项背强，延及腰，引脊梁，
按夹脊，有抵抗，头痛昏，眩晕详，
耳鸣聋，功亦强，疗腹泻，渴效彰
葛根体，形较胖，项背肌，厚实象，
身困重，懒模样，面黄黯，便多溏。
若肤白、体瘦长、胸背扁，慎酌量。

【提要】

葛根主治项背强痛、下利而渴者。

①项背强痛，古代俗称"项背强几几"，就是一种从后头部至后背部的肌肉拘急疼痛感，有时范围可达到腰部，同

时多伴有头痛、头昏、头晕等症。患者有主诉头项强痛者，有主诉肩颈部酸重者，有主诉腰背酸痛者，也有仅诉说头昏、头重、头痛者，甚至仅诉说全身困重者。医生可用手指沿其风池穴往下向脊柱两侧用力按压，两夹脊肌肉有抵抗感，患者可诉说疼痛感或酸重感。这种项背强痛感，一般多见于肌肉较厚实的患者。另外，头面部的乃至五官的许多病症所出现的头痛、头昏、头晕、耳鸣等不适感，也可以看做是项背强痛的延伸。

项背强痛一症，非葛根证所独有。栝楼桂枝汤证为"身体强几几然"，麻黄汤证为"身疼腰痛"，桂枝去桂加茯苓白术汤证为"头项强痛"，然皆无"下利"。下利一症，更非葛根证所独有，然而下利而项背强痛者，为葛根证所独有。

②葛根还用于腹泻。腹泻，古语称为"下利"。《伤寒论》中治疗太阳与阳明合病的自下利，用葛根汤，葛根量为四两，但用于利遂不止的葛根黄芩黄连汤，葛根则用至八两，可见下利的程度越严重，葛根的用量越大，所以，葛根证的识别必须看下利的有无。下利有轻重之分，轻者，仅为大便溏薄，次数增多；重者，为泄泻不止。

③葛根还是治疗口渴的重要药物。口渴，是无汗而渴。无汗，指体内无内热，即患者的口渴，不是因高热出汗致渴，不是便秘肠燥而渴，也没有目凹皮枯脱水而渴。这种渴感，多为口干而不能多饮，多见于慢性疾病或内伤杂病，患者营养状态较好，肌肉比较丰满，平时不易出汗。

以上项背强痛、下利以及口渴三症，并不是割裂的，而是相合为一体的，只是三者的程度各有偏重而已。例如，或仅头痛项强而下利，或仅下利而渴，而头项强痛不明显，或口渴而项背强痛等。

④葛根证多见于体型较胖，面色黄黯、四肢肌肉松软而项背部肌肉厚实拘紧的患者。如体型瘦长、肤色柔白、胸背扁平者，则应慎用。

⑤葛根的剂量：葛根属于食品，成人剂量以 20g 以上为宜。笔者经验用量范围在 20～80g 之间。

22·大　黄

【歌诀】

大黄证，痛而闭，烦而热，滑而实，

吐衄血，心下痞，月经少，延或闭，

食即吐，黄疸疾，主阳痿，疔痈需，

心下疾，少腹急，人如狂，热谵语，

大便难，六七日，大便硬，乍难易。

大黄舌，要熟悉，大黄体，需注意。

脉见滑，反下利，心下痛，青水利，

脉迟滑，或滑疾。腹虽急，中无力，

痛喜按，精神疲，身水肿，昏睡欲，

身无汗，脉沉微，或虚浮，或沉细，

禁忌证，切莫与！

【提要】

①痛而闭，指腹满痛而大便不通，或泄下臭水而腹痛更甚，按之腹部有充实抵抗感，重压之下患者可感到腹部不快的压痛感和胀痛感，是里实证腹痛和大便秘结，不一定两者俱全或两者俱重。以下两种情况都可以使用大黄：

一种是腹痛剧烈而且按之满痛者。如大实痛，《伤寒论》云："大实痛者，桂枝加大黄汤主之。"实，指腹部按之疼痛胀满，如《金匮要略》有"按之心下满痛者，此为实也，当下之"；痛，指腹痛；大，表示疼痛的程度剧烈。张仲景对便下脓血、或泻下青水者，只要腹痛剧烈，按之腹部硬满的，仍可使用大黄。

一种是大便不通日久者。如不大便六七日，甚至十余日，出现神昏谵语、发潮热者。

②烦而热。烦，为精神症状，如其人如狂、烦躁、谵语、心热、目中不了了等。临床常见的焦虑忧郁、健忘、注意力不集中、头昏晕、思维减慢、思维错乱等，都可以归属为"烦"。热，为自觉身热，或潮热，发热等。临床常见的面红升火、躁动燥热、头部多汗，以及出血等，均可认为是"热"。

③滑而实，为脉证。滑，一指脉来流利，圆滑鼓盛；二也指脉搏相对较快，如脉滑而疾，脉数而滑等。实，指脉象有力，如脉实、脉滑等。脉之真有力，真有神，方是真实证；假有力，假有神，便是假实证。就此脉象而言，患者的心功能较好，血压较高，体格比较壮实。

④大黄兼治心下痞、吐血衄血、经水不利、黄疸、呕吐、痈疽疔疮等。兼治虽多，但必有烦热、腹痛、脉滑等症。同时，必须配伍其他药物。如心下痞、吐血衄血多配黄连、黄芩；痛经、闭经多配桂枝、桃仁、丹皮；黄疸多配茵陈蒿、山栀子；呕吐多配半夏、柴胡、黄芩等；痈疽疔疮多配黄连、黄芩、连翘、赤芍、天花粉等。

⑤大黄证的客观指征为口燥舌黄。其舌质坚老，舌苔黄厚干糙，或如干焦锅巴状，笔者称之为"大黄舌"。对舌面润滑，口不燥渴者，大黄当慎用。

⑥使用大黄要注意患者的整体状态。适用于大黄者，尤其是较长期使用大黄者，大多体格健壮，肌肉丰满，食欲旺盛，容易腹胀，或大便秘结，口唇黯红，皮肤易生疮痘。血压偏高，或血脂偏高，或血黏度偏高。笔者称之为"大黄体质"。大黄体质多见于中老年人。

⑦以下三类症状必须慎用大黄：其一，腹痛而喜按者，或数日不大便而无所苦、腹部松柔者，或腹皮虽急而按之中空无力者；其二，精神萎靡、身重浮肿、懒言喜睡、畏寒无汗者；其三，脉沉微、沉迟、虚浮、沉细无力者。

23 · 黄 连

【歌诀】

黄连主，心中烦，心下痞，下利兼，
见焦虑，烦不安，头昏痛，神错乱，
体燥热，苦闷感，心悸动，不得眠，
多梦扰，入睡难，易早醒，抓关键。
腹急泻，后重感，肛门热，便腻黏，
下黏液，脓血便，烦利痞，相兼现，
舌坚老，色红暗，苔黄厚，所必见!
论药证，重客观。舌胖嫩，质红淡，
苔薄白，脉迟兼，阴寒证，忌黄连。

【提要】

黄连主治心中烦，兼治心下痞、下利。

①心中烦，主要是指精神障碍，如烦躁不安、焦虑、紧张、强迫症状、注意力不能集中、头昏头痛，甚至出现神志错乱和昏迷等，同时，患者有身体的燥热感、胸中苦闷感、心脏悸动感等，即所谓的烦热、烦闷和烦悸。与心中烦相伴的是"不得卧"，即睡眠障碍。或为入睡困难，或为多梦易醒，或为过早觉醒等。心中烦，是黄连证的关键。

②心下痞，指上腹部的不适感，似痛非痛，似胀非胀，

按压上腹部可有轻度弥漫性压痛，但无肌紧张或肌卫现象，即所谓的"心下痞，按之濡"。常伴有口苦、嗳气、恶心、呕吐，甚至便血吐血等症。

③下利，即腹泻，或腹中痛，或里急后重，或肛门灼热，大便黏腻臭秽，或有便下黏液或血液。需注意，并不是所有的下利均用黄连，黄连所治疗的是"热利"，均有热证可凭。

综上所述，黄连所治，烦是全身症状，痞与利是局部症状，但三者往往相兼而现。心中烦，不得卧者，多有心下痞和下利；痞利者，多有卧不安而烦热。临床上凡发热者、失眠者、出血者、腹痛者、心悸者，只要见有烦而痞，烦而利者，都可使用黄连。

④黄连证的舌象与脉象十分重要。舌质坚老，舌色红或黯红、舌苔黄腻而厚。所谓坚老，为其质地苍老坚敛，舌边无光泽，笔者称此为"黄连舌"。相反，若舌质淡红胖嫩，舌苔薄白或无苔者，黄连就应慎用了。

黄连脉多滑数或数促，如脉迟、身凉者，黄连也应慎用了。

⑤仲景使用黄连有两个剂量段，大剂量（四两）除烦，小剂量（一两）除痞。笔者使用黄连，用于除烦在 6g，用于除痞以及止利，则在 2～3g。

⑥黄连极苦，所以，应掌握中病即止的原则。如服药后烦热消失、心下舒适、舌苔净者即可减药。如果口感极苦，

难以下咽者，也应减量或停药，多服易倒胃口。

24 · 黄 芩

【歌诀】

黄芩主，伏热体，肤面白，唇红需，
烦而热，兼出血，痹因热，或痔利，
闷不安，躁焦虑，身体热，汗出悸，
溲灼热，舌红宜，论抓手，烦热极！
用黄芩，莫迟疑。

【提要】

黄芩主治烦热而出血者，兼治热利、热痔与热痹等。

①烦热，是一种难以解除的发热或发热感。患者胸闷不安、躁动、焦虑、睡眠障碍乃至精神障碍，同时具有身体的热感、或汗出，或心悸、或胸闷呼吸不畅感、或小便灼热感，或口干苦，或舌红脉滑数等（参见黄连条下）。烦热是使用黄芩的重要指征。黄芩所主的烦热，与黄连证大致相似，不同之处是，黄芩证的烦热以手足心烦热、胸中闷热为明显。

②黄芩本是止血良药。张仲景用黄芩、大黄、黄连治疗

"吐血、衄血"，后世则用单味黄芩治疗出血。黄芩所主的出血，除有烦热外，尚多血块。笔者经验，黄芩所主的出血，有吐血、衄血、崩漏、便血等，适应面较宽，其血色多黯红，质黏稠或有血块，应是黄芩证的特点。

③下利，以热利为主。所谓热利，多为腹泻的同时，伴有身热烦躁，或便下脓血，或腹痛如绞，或肛门如灼，或见舌红唇红，或见脉滑数等。许多急慢性的肠道感染及消化道炎症多见此证。对此，黄芩是首选之药。

④所谓热痞，即心下痞而伴有烦热或出血者，其人多唇舌红、口干腻，上消化道的炎症、溃疡等多见此症。张仲景治疗心下痞，有黄连、黄芩、大黄等，然对心下痞而吐血衄血者，则非黄芩不可。目前临床上泻心汤可用于治疗各种出血，包括上消化道出血、蛛网膜下腔出血、血小板减少性紫癜，包括脑外伤导致的颅内出血等，其中黄芩是必不可少的。

⑤热痹，为烦热而关节疼痛。患者多见关节肿痛入夜尤甚，并见晨僵、盗汗、小便黄短等。所以，如类风湿性关节炎、强直型脊柱炎、干燥综合征等免疫系统疾病，可以使用黄芩，方如小柴胡汤等。

笔者经验，凡适用于黄芩者，其人亦必肌肉坚紧，面红唇黯红，舌质坚老，脉象滑数。如女性必见月经色暗红黏稠，并有血块，可以此鉴别。

25 · 黄 柏

【歌诀】

黄柏证，主身黄，溲不利，赤而黄，

兼发热，热利酱，身热汗，苔腻黄，

肤溃烂，渗水黄，妇人病，带下黄，

下体疾，一并囊。

【提要】

黄柏主治身黄、发热而小便不利且赤者，兼治热利。

①身黄，首先是指皮肤、黏膜、巩膜黄染之类。发黄有阴阳两类，阴黄者黄色晦黯如烟熏，并有恶寒身冷，舌淡苔白腻；阳黄者黄色鲜明如橘色，并有身热汗出、舌红苔黄腻，黄柏所主者，显是后者。临床也有无身体发黄而汗出衫黄者，或小便不利而黄者，或妇人带下淋漓色黄者，或下肢皮肤溃烂，或脚癣而流黄水者，或下肢浮肿，舌苔黄腻者，也可视作黄柏主治。

②发热者，主要指身体恶热，汗多，或皮肤红肿热痛。

③小便不利，指小便量少黄短，甚至如红茶色，常有尿频、尿急、尿痛，或尿道分泌物色黄等表现，并且常伴口渴、浮肿等症。

④凡身体下部之病，如阳痿、遗精、淋浊、带下、经

漏、瘰疬、便血、泻痢、痔瘘、丹毒流火、湿疹等病见上述诸症者，使用黄柏很多。

26 · 栀 子

【歌诀】

栀子证，是热烦，胸中窒，重压感，
腹中痛，痛喉咽，衄血淋，目赤兼，
心不宁，躁扰乱，难入睡，卧不安，
胸烦闷，兼黄疸，剑突下，灼痛现，
气郁热，投之痊。

【提要】

栀子主治烦热而胸中窒者。

①烦热，即心烦不安，卧起不宁，往往伴有睡眠障碍。胸中窒，即胸部有重压感、窒塞感、呼吸不畅感甚至疼痛感等。烦热、胸中窒以及心中懊侬等症状均为一种自觉症状，相当于胸闷、焦虑、强迫、失眠等，与此相伴的症状为身体的热感、出汗等，临床常见的焦虑症、强迫症等多有以上的症状。临床所见，烦热而胸中窒者，多易患咽痛、目赤、鼻衄、小便短赤涩痛、舌红等症。

②栀子兼治黄疸、腹痛、咽喉疼痛、衄血、血淋、目赤。其黄疸多色鲜明如橘子色，多配伍茵陈蒿、大黄、黄柏等；其腹痛多为上腹部或剑突下持续性的胀痛或灼痛，多配黄连、连翘等；其咽喉疼痛多局部充血或肿大，可配伍桔梗、甘草。山栀子治疗鼻衄尤为擅长。《鸡峰普济方》有柏皮汤，即伤寒栀子柏皮汤，治疗衄血，或从口出，或从鼻出，暴出而色鲜，衄至一二斗，闷绝者。对尿血、血淋，栀子可配滑石、甘草、阿胶。目赤，多指结膜充血、疼痛等。

③栀子、黄连、连翘均可治烦，临床常一同使用。但黄连之烦是烦悸，栀子之烦是烦闷，连翘之烦是烦而汗；黄连烦悸而心下痞，栀子烦闷而胸中窒，连翘烦汗而咽中痛，此为鉴别点。

27 · 石　膏

【歌诀】

石膏证，身热汗，舌干燥，口渴烦，

脉滑数，洪大兼，喜饮冷，不恶寒，

肤憔悴，色白面，黄胖人，身重见，

黑胖人，不易汗，所当忌，可别鉴。

舌苔薄，舌面干，易兴奋，烦不安。

若舌润，厚腻现，投石膏，把病添。

【提要】

石膏主治身热汗出而烦渴、脉滑数或浮大、洪大者。

①身热，有高热，也有身体自觉发热，还有畏热喜凉，喜饮冰凉食物者。

②汗出，其特点一是量多，常常汗出湿衣，或者反复出汗；二是身体伴有热感，患者不恶寒反恶热，同时，伴有烦躁不安以及强烈的渴感，脉象必定滑或洪大。

28·人 参

【歌诀】

人参证，气液虚，汗吐下，损津液，

心下痞，不欲食，上腹扁，按之硬，

无底力，按中空，腹部平，无弹性，

反复吐，耗液重，精神萎，消瘦形，

脉沉迟，身体疼，口渴烦，舌嫩红，

身凉汗，反应钝。用人参，客观征：

一脉象，浮转沉，大变小，微弱情，

二体型，削殆尽，上腹部，扁平硬，

三舌面，燥无津，舌体瘦，苔光红，

面苍白，乏光荣。

若肥胖，面油容，苔厚腻，当慎行

【提要】

人参主治气液不足。张仲景多用于汗、吐、下之后出现以下四种情况者：

①心下痞硬、呕吐不止、不欲饮食者。心下痞硬，为上腹部扁平而按之硬，且无底力（按之有中空感）和弹性。呕吐不止者，指呕吐的程度比较严重，时间长，患者体液和体力的消耗都相当严重，尤其在无法补液的古代，反复的呕吐对机体造成的伤害是相当严重的，故患者必食欲不振，精神萎靡，消瘦明显。

②身体疼痛、脉沉迟者。在汗、吐、下以后体液不足的状态下，其疼痛多为全身的不适感，似痛非痛，烦躁不安。其脉多沉迟而无力。

③烦渴、舌面干燥者。大汗出后其人精神萎靡，头昏眼花，气短乏力，口干舌燥，烦躁不安；其舌质必嫩红而不坚老，舌色不绛。

④恶寒、脉微者。其人多有呕吐、食欲不振、下利不止等症。虽恶寒而身凉有汗，脉象微弱或沉伏，精神萎靡不振，反应迟钝。

⑤用人参的客观指征：

其一是脉象，由大变小，由浮转沉，由弦滑洪大转为微弱；

其二是体型，逐渐消瘦，古人所谓的虚羸，就是对身体极度消瘦的一种描述。消瘦之人，其上腹部才变得扁平而硬。所谓"心下痞硬"。

其三是舌面。舌面多干燥，患者有渴感。根据笔者经验，其舌苔多见光剥，舌体多瘦小而红嫩。再就是面色，面色萎黄或苍白，并无光泽，即为枯瘦。

总的来看，人参多用于消瘦或枯瘦之人。瘦人腹肌本偏紧张，又兼心下部疼痛不适；瘦人本不干渴，而反见烦渴而舌面干燥；瘦人的脉搏本来应该浮大，而反沉伏微弱者，则应当考虑人参证。其人不仅肌肉萎缩，而且肤色干枯而缺乏弹性，没有健康人的红光。

⑥若是肥胖体型，舌体大而舌苔厚腻、面色红润或晦黯或腻滞者，虽有心下痞硬、口干渴、脉沉迟者，亦非人参证。人参要慎用。

29·当　归

【歌诀】

当归证，主腹痛，妇人疾，最常用，

刺绞急，痛特性，在少腹，痛势重，

当归体，羸瘦型，肤干枯，脱屑情，

脉多细，血不盈，配芍药，医腹痛，

伍辛桂，手足冷，肤甲错，配桃红，

合胶地，止漏崩，治血痢，芩连同。

若体肥，无腹痛，便稀溏，当慎用。

【提要】

当归主治妇人腹痛。

①腹痛，部位多在少腹，其疼痛多为刺痛、绞痛、急痛，而且疼痛的程度较重，前人常常用"刺痛不止""不可忍"等词语来表述。其腹痛可牵引到腰背，且多与妇人的月经、胎产有关，即月经期、围产期、产后的少腹痛，大多属于当归证。另外，《神农本草经》说当归主"绝子"，后世视当归为妇人补血药，据此，月经过少、闭经、不孕等也应该是当归主治。

②"当归体"：适用于当归者，可见羸瘦状，皮肤多干枯，甚至有脱屑，其脉多细。如果体型肥胖丰腴，或无腹痛而腹满便溏者，则当归慎用。

③配伍：治腹痛多配芍药；手足厥冷，多配桂枝、细辛；肌肤甲错，两目黯黑者，可配桃仁、红花；崩漏者，多配阿胶、地黄；血痢腹痛者，多配黄连、黄芩、芍药、阿胶。

30 · 枳 实

【歌诀】

枳实证，胸腹满，胸痞痛，大便难，
腹肌硬，抵抗感，仲师谓：心下坚。

【提要】

枳实主治胸腹痞满而痛，且大便不通者。

①痞是不适感，满为胀满，所谓胸腹痞满，即患者感觉胸腹部胀闷、疼痛、堵塞不通；用手按压，剑突以下可以明显地感到腹壁肌肉坚硬有抵抗感，患者还可诉说按压后上腹部有不适感或疼痛感。这就是张仲景所谓的"心下坚""心下硬"。

②其人多大便干燥难解，或数日一行，所谓"腹大满不通""脾约"，或便秘与腹泻交替出现等。

③枳实与厚朴均能治胸腹满，但厚朴除胀满，枳实除坚满；厚朴除满不治痛，枳实除满且治痛。

枳实与芍药均治腹痛，但芍药是解急痛，痛呈阵发性，多配甘草；枳实除结痛，痛呈持续充实性，多配厚朴、大黄。

31 · 厚 朴

【歌诀】

厚朴证，胸腹满，大便秘，兼咳喘，

腹部胀，按抵抗，嗳矢后，轻松象，

咽异感，气逆样，胸膈闷，痰鸣响。

审药证，医称良，黄师语，重心长，

【提要】

厚朴主治腹满、胸满，兼治咳喘、便秘。

①腹满，即自觉腹部胀气，按之有抵抗感，与按捺橡胶气枕的感觉差不多，叩之有鼓声。嗳气或放屁以后，患者常常觉得轻松一些。

②胸满，即胸膈间有一种气塞满闷感，多伴有咽喉异物感、咳逆、气喘痰鸣等。胸满多伴有咳喘。

③兼治咳喘。如元代名医王好古所说，厚朴"主肺气胀满，膨而喘咳"。治疗咳喘的桂枝加厚朴杏子汤、厚朴麻黄汤，也必用厚朴。特别是咳喘兼有腹满便秘、舌苔厚、脉实而滑等症状者，效果尤为明显。

如果咳喘而大便溏薄，冷汗淋漓，头昏眼花、心悸脐跳、脉虚浮无力者，不适合用厚朴。

32 · 栝楼根

【歌诀】

栝楼根，主治渴，渴明显，饮复渴，

食欲好，大便结，肌肉紧，拘痛说，

生痈疽，或疮疖，舌干燥，内津涸。

【提要】

①栝楼根主治渴者。其渴感明显而难愈，喝水不解渴，而且食欲好，大便多干结。患者肌肉较紧，甚或拘紧疼痛，或生疮疖痈疽。其舌面必干燥。

②栝楼根证的渴与石膏证的渴相似，但石膏证是烦躁而渴，且有自汗出；栝楼根证是苦渴，即口干舌燥呈慢性化，且饮水不解渴。

③人参也治渴，但人参证渴而心下痞硬，还有呕吐不止等症；而栝楼根证多为渴而不呕，无心下痞硬。

④栝楼根证与半夏证正相反，半夏证是口不干渴而呕，栝楼根证是口干渴而不呕。所以，两者不能同用。

33·芒 硝

【歌诀】

芒硝证，主便秘，舌面干，舌动滞，

舌苔厚，热谵语，因腹中，有燥屎。

用量大，令快利，量用小，少腹瘀，

大剂量，兼逐水，老弱体，勿轻施。

【提要】

芒硝主治便秘、舌面干燥而谵语者。

①芒硝证与大黄证相似，所不同的是大黄证有腹痛、烦躁，而芒硝证则腹中有燥屎，按之磊磊如卵石，且舌苔厚而干燥无津，说话常舌难转动。

②芒硝用量越大，泻下作用越强，如桃核承气汤（二两）的效果是"微利"，目的是逐少腹瘀血；大陷胸汤（一升）的效果是"快利"，目的是逐胸水腹水。可见，大剂量芒硝有逐水作用。

③对于年老体弱者，要慎用芒硝。

34 · 瓜蒌实

【歌诀】

瓜蒌实，主胸疾，心闷痛，大便秘，

胸腹窒，痛唏嘘，连背部，常涉及，

吐黏痰，伴咳疾，剑突下，压痛据，

察舌苔，干厚腻，见上证，投之宜。

【提要】

瓜蒌实主治胸中至心下闷痛而大便不通者。

①其主证为胸部以及上腹部的窒闷感、疼痛感，并常常涉及背部。

②可伴有咳吐黏痰；以手按之，剑突下或上腹部可见压痛；大便干结，或数日一解。其舌苔可见干腻较厚。

③瓜蒌实证与枳实证鉴别：瓜蒌实证偏于胸闷，咳吐黏痰者多用；枳实证偏于腹痛，故腹痛腹满多用。

35·薤　白

【歌诀】

薤白主，胸腹痛，胸闷痛，痛无定，
偏于胸，彻背痛，兼咳唾、喘息症，
肉坚紧，舌必厚，兼里急，且后重，
大便难，胸满应。人肥满，肌肉松、
虽胸窒，亦禁用，姜桂杏，苓术行。

【提要】

①薤白主治胸腹痛，兼治咳唾喘息、里急后重。其人肌肉坚紧，平时大便难解，常有胸满腹痛等。其舌象必有厚腻苔。

②薤白证与枳实证鉴别：薤白证偏于胸痛，而且多伴背痛；枳实证偏于腹痛。

③薤白证与瓜蒌实证鉴别：瓜蒌实证偏于心下按之痛；薤白证则胸闷痛而无按处。

④如其人肥满，肌肉松软者，虽有胸中气塞，短气等，也不可使用薤白、瓜蒌实等药，当用桂枝、干姜、白术、茯苓、杏仁等为宜。

36 · 知 母

【歌诀】

知母证，汗出烦，无邪结，谓虚烦，
身羸瘦，知母添，舌必红，苔薄兼，
口燥渴，参膏联；骨节疼，桂膏缘；
伍百合，意烦乱；配枣仁，烦不眠

【提要】

知母主治汗出而烦。

①所谓汗出而烦，指其人或自汗，或盗汗，或出黄汗，同时心烦不安，甚至不得眠。

这种心烦，与大黄、黄连、栀子所主的烦不同：大黄之烦，因腹中结实，痛闭而烦；黄连之烦，因心下痞痛，悸而烦；栀子之烦，因胸中窒塞、舌上有苔而烦，皆有结实之证。知母之烦，肠胃之中无有形邪气，临证无痛窒症状，故称之为"虚烦"。

②知母证的客观指征：一是身体羸瘦。二是舌红苔薄。瘦人舌本红，加有汗出而心烦，则更当红；苔薄，示肠胃中无有形积热。

③知母多配伍使用。身热口燥渴，脉浮大者，配石膏、人参；骨节疼痛，配桂枝、石膏；身体羸瘦、独足肿大者，

配桂枝、芍药、附子、麻黄等；身体羸瘦、心烦意乱者，配百合；虚烦不得眠，配酸枣仁、甘草。

37·龙 骨

【歌诀】

龙骨主，惊悸证，恐不安，脉芤动，
多梦萦，恶人声，汗淋漓，醒后征，
遇事惧，面潮红，易紧张，身汗冷。
龙骨脉，浮大空，轻即得，重无踪。
脐下悸，是特征，薪传自，东洞翁。

【提要】

龙骨主治惊悸而脉芤动者。

①惊：为惊恐不安，常表现为多梦易醒，且常常有恐怖主题的梦，醒来则大汗淋漓或恶闻人声，稍有声响则心脏狂跳不宁或遇事恐惧，面红紧张，胸闷如窒，满身冷汗。癫痫、发热等疾病出现的抽搐，亦属惊。

②悸：为内脏或肌肉的跳动感。有表现为心悸者，有胸腹动悸者，也有表现为颈动脉等处的搏动感，或有肌肉的跳动感，严重时可出现全身性的悸动感。其中胸腹部的搏动

感，是龙骨证的特点。患者多见腹壁肌肉较薄，而且缺乏弹性，按压下腹主动脉搏动明显。惊悸一症，患者有以此为主诉的，也有忽略诉说者，临床可行问诊并结合腹诊以确认。

③脉芤动，为客观指征，即脉浮大而中空，轻按即得，重按则无。一些大出血、大汗出或大惊大恐后，可见此脉象；一些体型羸瘦的患者也可见此脉象，笔者称之为"龙骨脉"。

④根据吉益东洞的经验，脐下动悸是龙骨证的特征。《药征》说龙骨"主治脐下动也，旁治烦惊失精"。他注解说："其人脐下有动而惊狂，或失精，或烦躁者，用龙骨剂，则是影响；其无脐下动者而用之，则未见其效。由是观之，龙骨之所主治者，脐下之动也。而惊狂、失精、烦躁，其所旁治也。""脐下动"既可以是病人主观感觉的症状，也可以是医者客观触及的体征。

38 · 牡 蛎

【歌诀】

牡蛎主，惊悸动，口中渴，硬胁胸，
恐不安，寐多梦，自盗汗，头昏用。

【提要】

牡蛎主治惊悸、口渴而胸胁痞硬者。

①惊悸为胸腹动悸、惊恐不安、惊狂神乱，多伴有失寐多梦、自汗盗汗、头昏眩晕等，与龙骨所治者同，故临床多配龙骨。

②牡蛎与白术、茯苓都治口渴，但不同。牡蛎所治是因烦惊神乱而渴，舌体多瘦，且舌面干燥或干腻苔，常与栝楼根合用；后两者的口渴多伴有小便不利而水肿，且舌体多胖，另外，栝楼根、人参也主渴，但其程度要比牡蛎证的口渴严重得多，且栝楼口渴或生疮，人参口渴而羸瘦短气。

③胸胁痞硬，一是指胸胁部按之硬满，局部肌肉紧张，甚至有轻度压痛，或自觉胸胁部或胸腹部有跳动感，或有明显的心脏搏动感，多由于精神紧张、失眠、惊恐所致；一是指胸胁部的硬块，如肝、脾大等，也可延伸为颈部的甲状腺肿大，及腋下、腹部、腹股沟等部位的淋巴结肿大。临床可见，瘦人多肌肉坚紧，故牡蛎主治瘦人的胸胁痞硬较多。

④牡蛎与龙骨作用相似，临床常同用于治疗胸腹动悸、自汗盗汗、惊恐不安、失眠、头昏眩晕、男子失精、女子带下等症。所不同点在于：牡蛎多用于胸胁硬满而动悸，而龙骨多用于脐下动悸。

39 · 麦 冬

【歌诀】

麦冬主，肤枯瘁，羸瘦体，兼气逆，或气促，心动悸，或咳喘，咽不利，或咽痛，黏痰腻，舌多红，无苔迹，脉多数，按无力。

口多涎、无渴迹、舌黯淡、畏寒袭、舌质淡、苔厚腻、见肢冷，皆勿与！

【提要】

麦冬主治羸瘦而气逆、咽喉不利者。

①其人羸瘦，皮肤枯瘁。

②气逆，有咳喘者，有气促者，有心动悸者，还有干呕不欲食者。

③咽喉不利，有咽干者，有咽痛者，有黏痰胶着难咯者。

④脉多见数而无力，其舌则多红而嫩，舌苔少，甚或无苔。

⑤凡口中多清涎而不渴者，恶寒肢冷者，舌质黯淡者，舌质淡胖者以及舌苔厚腻者，都不宜使用麦冬。

40 · 阿 胶

【歌诀】

论阿胶，主血证，察血色，不一定，
淡稀质，为其征，面苍白，萎黄应，
治血痢，芩连同，子宫血，归地行，
医尿血，滑猪苓，虚羸体，参麦共，
爪甲枯，客观征。

【提要】

阿胶主治血证。

①阿胶主治的出血，以便血、子宫出血、尿血为主。其血色或淡红，或鲜红，但其质多淡多稀。

②随证配伍：便血或先便后血，或为血痢，多配黄芩、黄连，用量宜大；治子宫出血，多配当归、地黄；治尿血多配滑石、猪苓，用量不宜过大；如咳血、虚羸，多为配人参、麦冬、甘草、地黄。

③注意有无出血倾向。临床上，患者有以出血为主诉者，也有不以出血为主诉者，可以询问其有无出血倾向，如女子月经过多者，碰撞后皮下极易出血者，小便化验有隐血，有鼻衄、咳血等。总之，仲景使用阿胶，必见血证。

④客观指征：其人多面色萎黄或苍白，皮肤枯憔，爪甲无血色。

41 · 地　黄

【歌诀】

干地黄，主血证，量较大，色鲜红，

人羸瘦，憔悴容，肤干枯，乏光荣，

诸出血，舌质红。鲜地黄，治不明，

参后世，吐衄行，大剂量，清酒溶，

不伤胃，药力纯，仲景法，妙无穷。

【提要】

干地黄主治血证。

①地黄广泛用于各种出血。其特点是，出血量较大，而且色鲜红。其人必羸瘦、皮肤干枯憔悴而少光泽，舌质红。

仲景用干地黄多配阿胶，但也不尽然，血痢、尿血用阿胶而不用干地黄；虚劳羸瘦、腰痛、诸不足而出血不明显者，则用干地黄而不用阿胶。

②生地黄主治不很明确，可参照干地黄主治，还当参照后世用药经验。如犀角地黄汤是治疗出血的专方，多用于吐血、衄血及温病发斑；《备急千金要方》用生地黄汁与大黄粉同用治疗吐血。

③后世医家多认为地黄性凉滋腻，有碍胃之弊。因此，

在应用地黄时多配伍行气开胃药，诸如地黄与砂仁拌炒等。张仲景用大剂量地黄煎剂时曾用酒作溶媒，如炙甘草汤用生地黄一斤，清酒用七升。除了促进地黄中有效成分的煎出外，酒煎是否还能减轻地黄对胃的刺激？《本草备要》说地黄"生掘鲜者，捣汁饮之，或用酒制，则不伤胃"，其中道理值得探讨。

42 · 川 芎

【歌诀】

川芎证，主腹痛，上下腹、胸胁痛，

及腰背，胀刺痛，风入脑，致头痛，

用川芎，不拘型，风热壅，形体充，

同大黄，狂热病，头昏眩，便不通。

伍枣仁，安神灵，配香附，解郁功。

【提要】

川芎主治腹痛。

①川芎所治腹痛的范围较广，不仅为少腹痛，上腹部也有疼痛，甚至涉及胸胁、腰背，其疼痛的程度多为胀痛、刺

痛，有时比较剧烈，甚至会令人暴亡，所谓"心下毒痛"。还能治疗头痛。

②川芎使用指征与当归相似。当归多用于妇人，而川芎则男女均用；当归多用于瘦弱干枯者，故当归生姜羊肉汤用当归而避用川芎，而川芎适用者不拘于体型，形体充实者也可用之；当归多用于妇女病及腹部疾病，川芎多用于情志病及头部疾病，如酸枣仁汤以及后世的越鞠丸、柴胡疏肝散、通窍活血汤等均用川芎而不用当归，两者主治部位有上下之异。

43 · 牡丹皮

【歌诀】

牡丹皮，少腹痛，兼出血，按之硬，
便尿血，漏崩中，下部血，多适用。
若出血、腹不痛，法黄土、胶艾从；
如无血，少腹痛，归芍枳，同用功。
体羸瘦，肤黯红，舌坚老，色黯红，
经不畅，用多灵。

【提要】

牡丹皮主治少腹痛而出血者。

①少腹部按之较硬且疼痛；其出血多为下部出血，如便血、尿血，尤其是与妇人的月经有关，或崩中，或漏下。

②出血多与少腹痛相关。如出血而少腹不痛者，则有黄土汤、胶艾汤等，多用阿胶、地黄；少腹痛而无出血者，则又有他药，如芍药、枳实、当归等。

③笔者经验：适用牡丹皮者，大多羸瘦而肤色黯红，少腹经常疼痛，舌质多黯红坚老；女性则多月经不畅，多血块、少腹痛。

44·杏 仁

【歌诀】

杏仁证，胸满喘，兼腹胀，大便难，

伴咳嗽，肿面睑，配麻桂，无汗喘，

伍桂芍，喘胀满，同苓草，主悸眩，

胸腹胀、伴气短，协巴黄，胸腹宽。

【提要】

杏仁主治胸满而喘，兼治腹胀便秘。

①胸满为自觉证，是胸部的满闷感，常伴有咳嗽、气喘以及腹胀、便秘。如气喘、胸满、腹胀较厉害者，患者可以见到面目水肿。

②常用配伍：杏仁配麻黄、桂枝、甘草，治无汗身痛而喘；配桂枝、芍药、厚朴，治汗出腹胀而喘；配茯苓、甘草，治眩悸、胸满短气；配大黄、巴豆，治大便不通而胸腹胀痛者。

45 · 五味子

【歌诀】

五味子，主咳逆，平卧难，咳倚息，
或胸满，气上逆，喉哮鸣，静稍息，
动则喘，汗淋漓，头昏沉，眼花疾，
头如裹，犹物蔽，寐不安，乱梦袭，
或遗泄，或心悸，腰膝软，便泄稀。

【提要】

五味子主治咳逆上气而时冒者。

①咳逆上气，即呼吸困难，患者或倚息而不能平卧，或胸满气上冲，或张口抬肩，喉中有哮鸣声，或静坐尚平，动

辄气喘吁吁。严重者可见虚汗淋漓、头昏眼花，如有物蒙蔽其头目，即所谓"冒"。

②常常伴有夜寐不安，或乱梦纷纭，或心慌心悸，或遗泄，或腰膝酸软，或大便滑泄，故五味子常与许多药物配伍应用。

③五味子与泽泻鉴别：两者均可治"冒"，但适应证不同。五味子治气逆头昏而冒，伴有汗出心慌、失寐；泽泻治水肿而冒且眩，伴有小便不利。

46·桔　梗

【歌诀】

桔梗证，主咽痛，咽干咳，嘶哑声，

咳不喘，痰如脓，或伴见，胸闷痛，

易致吐，小量称，食欲差，不当用。

【提要】

桔梗主治咽痛、咽干或咳者。

①其咽痛，常为干痛，可伴音哑声嘶；其咳不伴喘，常为干咳，或为浊痰如脓，患者有诉说胸闷胸痛者。

②桔梗对咽喉及消化道黏膜有强烈的刺激性，故不可大量使用，过量会引起恶心或呕吐。对于心下痞硬、食欲不振者，也要慎用或不用。

47·葶苈子

【歌诀】

葶苈子，主咳喘，鼻孔塞，清涕连，
面目浮，胸腹满。流虽清，当寻源！

【提要】

葶苈子主治咳喘而胸腹胀满，鼻塞清涕出，一身面目浮肿者。

①麻黄亦治咳喘而水肿，但无胸腹胀满；大黄、厚朴能治胸腹胀满，但不能治一身面目水肿；既治咳喘，又治胸腹胀满，还治面目水肿者，非葶苈子不可。

②葶苈子证与杏仁证相近，但显然葶苈子证的咳喘、胸满、水肿等的程度要严重得多。

48 · 桃 仁

桃仁证，肤燥干，糙脱屑，如鳞片，

或增厚，色沉淀，体羸瘦，面黑黯，

口唇紫，舌黯坚，小腹痛，大便干，

经不调，神狂乱，溲自利，细参研。

【提要】

桃仁主治肌肤甲错者。

①肌肤甲错，指皮肤干燥、粗糙、脱屑如有鳞甲，或增厚、色素沉着。肌肤甲错者，大多形体羸瘦、面色黯黑，尤其是两目眶发黑发青，鼻翼部血管扩张，口唇多黯紫，舌质黯红坚老，并且多伴情绪不安定或狂乱、小腹疼痛、月经不调、大便干结等。

②鉴别桃仁证的指征之一：小便自利与否。小便自利，为体内无多余之水，其人必无水肿且多羸瘦，属桃仁证；小便不利者，多属白术证、茯苓证、泽泻证，其舌多体胖而淡红，其形体多水肿貌，与桃仁证显然不同。

③桃仁证与杏仁证区别：两者均有大便干燥，但桃仁治狂，多配大黄，治脉沉、发狂、便秘；而杏仁疗喘，多配麻

黄治脉浮、气喘、便秘。

④桃仁与人参、麦冬、甘草等均用于羸瘦之人，但桃仁证的皮肤干燥如鱼鳞，口唇黯红；而后者的皮肤干枯而无油光，口唇淡红而无华。

⑤桃仁与牡丹皮都能治瘀血，但桃仁长于"破癥瘕"（《千金翼方》），瘀血有形者用之；牡丹皮长于止痛止血，瘀血无形时用之。

⑥配伍：桃仁多用于复方。如少腹硬满疼痛、肌肤甲错者，配大黄、芒硝、䗪虫；肌肤甲错、咳嗽胸满者，配苇茎、薏苡仁、瓜瓣；妇人月经紊乱，腹中有癥块，配桂枝、芍药、牡丹皮、茯苓。

49·䗪 虫

【歌诀】

䗪虫证，经不利，少腹满，痛相依，
经来少，或经闭，腹有块，痛按拒，
腹痛甚，腰胁及，肤甲错，目黯黑，
或健忘，或便秘，见失眠，亦可以。

【提要】

䗪虫主治经水不利、少腹满痛。

①经水不利，有月经困难而痛者，有月经数月一行者，有闭经者。

②少腹满痛，或按之更甚，或腹中有块，其痛还可连及腰胁。

③经水不利由于干血着脐下，则其人当有肌肤甲错，两目黯黑，舌质紫。

④男子的小腹胀痛、腰痛、便秘、健忘、失眠等，见肌肤甲错、两目黯黑、舌质紫者，也可使用䗪虫。

50 · 水　蛭

【歌诀】

水蛭主，腹硬满，溲自利，发狂兼，

喜忘事，神不安，心烦躁，行为反，

夜少寐，常失眠，人枯瘦，目黯然，

肤甲错，瘀血干，面色紫，舌老坚。

【提要】

水蛭主治少腹硬满、发狂善忘、小便自利者。

①少腹硬，是指脐下两旁按之较硬，一般羸瘦之人大多见此腹证。腹满，多为自觉症状。

②发狂善忘，表现为精神不安定、健忘、失眠、烦躁，甚至精神失常、行为异常。

③小便自利，指体内无水湿，而有"干血"，故其人羸瘦干枯，肌肤甲错，两目黯黑。此外，作为"干血"的表现之一，即女性出现闭经。

④水蛭证与桃仁证区别：两者多属瘀血证，但桃仁主治肌肤甲错，而肌肤甲错为瘀血所必见，故桃仁所治的范围较广；而水蛭证有发狂善忘的精神症状，其瘀血的程度较桃仁证为严重，故临床一般在使用桃仁、红花等药物无效的情况下才考虑使用水蛭。其人不仅羸瘦、肌肤甲错，而且两目黯黑，面色紫红，舌质坚老而紫红。

⑤水蛭是动物类药，仲景多用丸剂，后世也有研粉作散吞服或装入胶囊服用的，有人认为鲜品疗效优于干品。